ENDOMETRIOSIS

ENDOMETRIOSIS

Dr. Francisco Carmona

LA GUÍA PARA ENTENDER
QUÉ ES Y CÓMO CUIDARTE

Ilustraciones de Lyona

Grijalbo

Papel certificado por el Forest Stewardship Council®

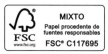

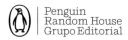

Primera edición: abril de 2021

© 2021, Francisco Carmona, por los textos
© 2021, Penguin Random House Grupo Editorial, S.A.U.
Travessera de Gràcia, 47-49. 08021 Barcelona
© 2021, Lyona, por las ilustraciones

Printed in Spain – Impreso en España

ISBN: 978-84-17752-65-1
Depósito legal: B-2.596-2021

Compuesto por Jorge Penny

Impreso en Gómez Aparicio, S.L.
Casarrubuelos, Madrid

DO 52651

A todas mis pacientes

ÍNDICE

INTRODUCCIÓN

El vínculo que me une con la endometriosis es doble: personal y profesional.

En lo personal, he tenido una relación directa con mujeres de mi entorno familiar a las que he visto sufrir mucho, con endometriosis grave, que se han visto muy afectadas en todas las esferas de la vida.

En lo profesional, he vivido intensamente la endometriosis desde la investigación, el aprendizaje constante, el contacto diario con las pacientes, y todo ello me ha dado la voluntad de seguir atendiéndolas a partir del momento en que fui consciente del desamparo en el que se encontraban.

Fue a mediados de los noventa cuando, adscrito al servicio de obstetricia (mi subespecialidad por entonces era la paciente joven enferma crónica y embarazada), un día, mientras hacía guardia, llegó a Urgencias una paciente con una alegría contagiosa a pesar de sufrir un dolor terrible. Le diagnostiqué una endometriosis profunda con afectación del fondo saco vaginal, la ingresé para que la atendieran en Ginecología y luego le perdí la pista.

Dos o tres años después, a finales de los noventa, cuando todavía no había nadie que se dedicara a la endometriosis, adscrita al Servicio de Ginecología, mientras hacía visitas en el dispensario, de repente vi llegar a aquella misma mujer, tan alegre como la primera vez. Le pregunté cómo estaba y, para mi gran asombro, me explicó que estaba igual que cuando yo la diagnostiqué e ingresé años atrás: con el mismo dolor, el mismo sufrimiento y las mismas dificultades... y con muy pocas esperanzas de que todo aquello pudiera solucionarse.

Fue la primera paciente de endometriosis que traté y fue también quien me abrió los ojos y me hizo ser consciente del abandono que sufrían las mujeres con esta enfermedad crónica, que provoca mucho dolor durante la regla y la ovulación, molestias a veces intolerables en las relaciones sexuales y que, en ocasiones, además de impedir llevar una vida tranquila dificultan o incluso hacen imposible el embarazo.

A partir de entonces me dediqué cada día más a esta patología tan desconocida, aprendí, contacté con profesionales de todo el mundo, compartí, investigué, me especialicé en el diagnóstico, en el seguimiento, en los tratamientos..., motivado por la evidencia de que estábamos frente a una enfermedad infravalorada y socialmente invisibilizada.

Por esa razón, porque incluso hoy sigue habiendo menos conocimiento y menos divulgación de los que serían necesarios, porque es una enfermedad que puede afectar, al menos, a un 10 % de las mujeres en edad fértil, pensé que era necesario un libro dirigido a la paciente; un libro completo, divulgativo pero riguroso, escrito desde la especialización y la experiencia, desde la proximidad y con un lenguaje accesible; un libro pensado para las mujeres, para sus parejas, para sus amigos y su familia, para la sociedad en general y, por qué no, para profesionales de la medicina que no tienen la endometriosis como especialidad, pero pueden desempeñar un importante papel en el diagnóstico.

Necesitamos divulgación y mucha educación para convencer a la sociedad de que la regla no debe doler, de que sufrir no debe considerarse «normal», de que si con la menstruación se padece un dolor que invalida o martiriza, se debe pedir ayuda, porque no estamos hablando de una «debilidad», sino de una enfermedad grave, crónica, con sus síntomas, su diagnóstico y sus tratamientos. Con este libro me gustaría acompañar a las pacientes, ayudarlas a entender qué les ocurre, porque cuando disponen de toda la información les es mucho más fácil aceptar la enfermedad y afrontarla.

¿Qué es concretamente la endometriosis? ¿Cuáles son sus síntomas y sus consecuencias? ¿Hasta qué punto es fundamental un diagnóstico temprano? ¿Es compatible el embarazo con la endometriosis? Y al entorno familiar y afectivo, ¿hasta qué punto les afecta la enfermedad? ¿Qué puede hacer la paciente para sentirse mejor y ganar en calidad de vida? ¿Ejercicio? ¿Alimentación? ¿Yoga? ¿Fisioterapia?

Con el conocimiento adecuado, la mujer está en disposición de ser protagonista de la toma de decisiones, puede cuidarse en el día a día y reclamar la atención indispensable de los profesionales que pueden ayudarla a tener mejor calidad de vida.

Actualmente se comprende mucho mejor la enfermedad, la relación entre genes y medioambiente, surgen nuevos medicamentos que están dando buenos resultados en el tratamiento del dolor y la fertilidad, las investigaciones van dando sus frutos y todo ello va a permitir que podamos prevenir la enfermedad y conocer mejor su evolución.

El futuro es esperanzador.

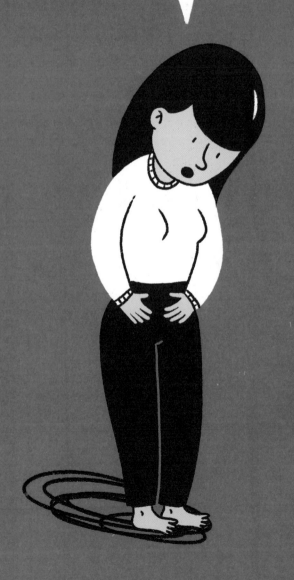

¿ENDO ME QUÉ?

1.1 QUÉ, CÓMO, CUÁNDO Y POR QUÉ

La endometriosis es una enfermedad crónica que afecta a mujeres jóvenes en edad reproductiva: desde que les viene el periodo hasta que se les va, desde los 10-15 años hasta los 35-50 (aunque un pequeño porcentaje de casos mantienen los síntomas durante la menopausia, como veremos más adelante). Es una enfermedad que produce mucho dolor durante la regla y la ovulación, dolor pélvico a menudo continuado y molestias en las relaciones sexuales. Estas molestias físicas son muchas veces intolerables e impiden hacer vida normal, y en algunas ocasiones dificultan el embarazo o directamente lo impiden.

La matriz es un órgano femenino cuya única función es albergar el feto durante el embarazo y expulsar al bebé en el momento del parto. Tiene dos partes: una externa formada por músculo y otra interna llamada «endometrio». Cada mes el endometrio, por efecto de las hormonas del ovario, se prepara para un posible embarazo, es decir, para acoger al feto si se produce la fecundación del óvulo. Si no hay embarazo, el endometrio se desprende del óvulo en forma de menstruación. Este ciclo se repite cada 28 días más o menos.

En la endometriosis, el endometrio se implanta, por motivos que no se saben a ciencia cierta, fuera de su lugar habitual, y por eso recibe el nombre de endometrio «ectópico» (fuera de su sitio). Desde ese lugar, se prepara cada mes para un posible embarazo y responde igual a las hormonas del ovario. Como el endometrio no está en su sitio, la regla no tiene salida y, por tanto, se queda en el interior del cuerpo. Estos restos de menstruación son los responsables del dolor que presentan las mujeres con endometriosis. Además, este fluido de consistencia pegajosa produce adherencias, es decir, que órganos como los intestinos o los ovarios se quedan pegados entre sí, lo que contribuye al dolor y a la infertilidad.

Los lugares en los que aparece habitualmente el endometrio ectópico son la pelvis, la parte del abdomen donde se encuentra el recto, el sigma (el último tramo del colon), los ovarios o la vejiga, aunque también puede aparecer en otras partes, como el hígado, el intestino, el apéndice o incluso en lugares más distantes, como el diafragma, la pleura, el pulmón, el cerebro, los ojos, los párpados, la nariz, los dedos... De hecho, se ha encontrado endometriosis en prácticamente todos los órganos del cuerpo excepto el bazo y el corazón.

Sin embargo, a pesar de que sepamos definir la endometriosis e identificar cuándo se produce, no sabemos por qué, aunque hay muchas teorías:

1. No sabemos exactamente cómo llega el endometrio hasta ese lugar en el que no debe estar. Hay una teoría que lo explica con lo que se ha llamado «menstruación retrógrada». Imagina una bolsa agujereada llena de líquido: cuando apretemos la bolsa, el líquido saldrá por todos los agujeros. De la misma forma, si la matriz estuviera agujereada, al llenarse de sangre durante la menstruación, el músculo encargado de apretar para vaciar la sangre la expulsaría por las trompas de Falopio (los «agujeros» de la matriz) durante las contracciones, y esta sangre arrastraría células del endometrio que pueden implantarse en otros lugares. Esta es la teoría más aceptada, según la cual la sangre menstrual arrastra células que llegan hasta la cavidad pélvica.

2. Algunos médicos defienden que hay restos de células precursoras del endometrio (las que formarán la capa interna de la matriz cuando la mujer alcance la vida adulta) que se desprendieron cuando la mujer todavía era un embrión en la barriga de su madre. Por diferentes mecanismos, estas células pueden desarrollarse y llegar hasta lugares en los que no les corresponde estar. Una de las posibilidades para que esto se produzca es que las células viajen por los vasos sanguíneos. También se ha dicho que pueden viajar pegadas a células precursoras de otro tipo de células o a lo que llamamos «células madre», que se hallan en lugares del organismo como la médula ósea.

3. Otros profesionales defienden que las células normales del peritoneo pueden transformarse en células endometriales a raíz, por ejemplo, de agentes tóxicos como las dioxinas, que proceden de reacciones químicas de industrias como las de incineración de basuras o las de productos químicos contaminantes. Las dioxinas funcionan como disruptores endocrinos (elementos que pueden alterar los mecanismos normales que se producen en nuestro cuerpo). Por suerte, la legislación de los países occidentales obliga a que las industrias prevengan la producción de tóxicos. De todas maneras, dado que las dioxinas entran en nuestro cuerpo a través de la alimentación, un consejo muy general de cara a la prevención es evitar la ingesta excesiva de grasas animales, ya que este tipo de tóxicos suelen acumularse en el tejido graso.

Tras alcanzar ese lugar ectópico, para que el endometrio pueda crecer deben darse ciertos cambios. El sistema inmunitario se encarga de defender el organismo de agentes externos y de enfermedades, para garantizar nuestra supervivencia. Lo mismo ocurre cuando una mujer tiene la regla y las células del endometrio alcanzan la cavidad de la pelvis: el sistema inmunitario destruye las células endometriales que están fuera del lugar que les corresponde. Pero en algunas mujeres esas células que alcanzan la pelvis no se destruyen. La ciencia no tiene una respuesta definitiva, pero podría ser porque su sistema inmunitario no funciona correctamente o porque las células del endometrio son anormales o resistentes a la acción del sistema inmunitario. Más adelante explicaremos el porqué de la falta de conocimiento y la poca investigación sobre la endometriosis, y veremos cómo esta situación está cambiando poco a poco. Sea como sea, lo que sí sabemos es que en las mujeres con endometriosis se establecen una serie de mecanismos que impiden que el endometrio ectópico desaparezca y que el sistema inmunitario lo destruya.

Aunque todavía nos queda mucho por averiguar sobre esta enfermedad, sí sabemos que las mujeres con endometriosis tienen más anticuerpos antinucleares de lo habitual (los anticuerpos antinucleares son los específicos de las enfermedades autoinmunes) y también sabemos que su endometrio muestra unas proteínas diferentes a las de un endometrio normal. Pero no se ha descubierto qué es lo que viene primero, si los cambios en el endometrio o los cambios en el sistema inmune. De momento, solo sabemos que en las mujeres con endometriosis tanto el endometrio como el sistema inmunitario funcionan de manera anormal y hay una predisposición genética a sufrir la enfermedad.

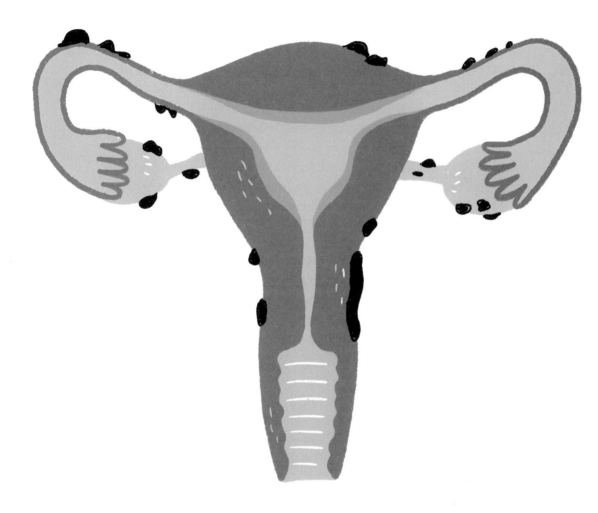

En la endometriosis, el endometrio se implanta fuera de su lugar habitual. Desde ese lugar, se prepara cada mes para un posible embarazo. Como el endometrio no está en su sitio, la regla no tiene salida y, por tanto, se queda en el interior del cuerpo. Estos restos de menstruación son los responsables del dolor y producen adherencias, es decir, que órganos como los intestinos y los ovarios se quedan pegados entre sí, lo que contribuye aún más al dolor y a la infertilidad.

1.2 ¿QUÉ ES NORMAL Y QUÉ NO?

Se estima que la endometriosis afecta aproximadamente al 10 % de la población femenina mundial en edad fértil.[1] Es un porcentaje realmente alto. En España supone dos millones de mujeres afectadas; una cuarta parte de estas, es decir, medio millón, sufre la forma más grave de la enfermedad.

A pesar de las cifras, una mujer con endometriosis suele tardar una media de ocho años en obtener diagnóstico. Eso no quiere decir que durante ese tiempo no haya buscado ayuda. Es probable que haya consultado a varios ginecólogos hasta conseguir que alguno le haya dado el diagnóstico de endometriosis. Mientras tanto, a muchas de estas mujeres se las acusa de padecer enfermedades psicosomáticas, de sufrir depresión o de aguantar poco el dolor.

Cuando aún no estaba diagnosticada y acudía una vez tras otra a revisiones ginecológicas, una frase se repetía en cada una de ellas: «Se ve todo normal.» Yo no podía entender cómo esos dolores que me paralizaban mes tras mes podían ser normales. Al final acabas creyendo que lo más probable es que tu dolor no exista. **EUNICE**

Puede ser realmente frustrante sentir un dolor tan intenso que te incapacite para llevar una vida tranquila y que los propios médicos te digan que no tienes nada, que no ven nada anormal. Ya va siendo hora de dejar claro que la regla no debería doler. Una cosa es tener molestias abdominales durante la regla o los días de ovulación, pero en ningún caso debemos aceptar que el dolor de regla invalidante sea normal. Probablemente haya componentes educativos, culturales y de género que expliquen esta percepción del todo injusta.

---

[1] *Guía de atención a las mujeres con endometriosis en el Sistema Nacional de Salud (SNS)*. https://www.mscbs.gob.es/organizacion/sns/planCalidadSNS/pdf/equidad/ENDOMETRIOSIS.

Además, existe el añadido del tabú de la menstruación. Si se sigue hablando de ella con eufemismos, una mujer con endometriosis no podrá expresarse con libertad y eso hará más difícil que se sienta comprendida. La sociedad está llena de prejuicios, y si una compañera no viene a trabajar porque tiene la regla, se dice que tiene mucho cuento o mucha cara, porque todas las mujeres tienen la regla y no por eso faltan al trabajo.

> Recuerdo una paciente que había consultado a muchos ginecólogos y había estado sufriendo dolores insoportables durante años. Cuando le dije que lo que tenía era un caso muy severo de endometriosis, se echó a llorar, pero no por la preocupación del diagnóstico, sino por el alivio de sentirse escuchada y comprendida. A partir de ese momento, podía empezar un camino de recuperación, de encontrarse bien, de tomar las riendas de su vida, de su juventud y, sobre todo, ver el futuro con más esperanza.

Con frecuencia se acusa a las mujeres con endometriosis de estar locas, de inventarse que sienten dolor, de sufrir una enfermedad mental y de tener más bien problemas emocionales que de cualquier otro tipo. Si tus reglas son dolorosas y te impiden seguir tu rutina diaria, ir a trabajar o a la escuela; si cada vez que mantienes relaciones sexuales con tu pareja sientes dolores intensos; si cuando tienes un orgasmo te duele al momento o al día siguiente, busca ayuda médica, porque lo más probable es que tengas endometriosis. No estás loca, no aceptes que te digan que el problema está en tu cabeza. Tu problema está en la pelvis, en los órganos reproductores, y se llama endometriosis.

Desde los diecisiete años, nadie me escuchó: ni familia, ni amigos, ni médicos... Por suerte, después de muchos años, por fin encontré un profesional que me entendió y pude hablar con él de mi situación. **PILAR**

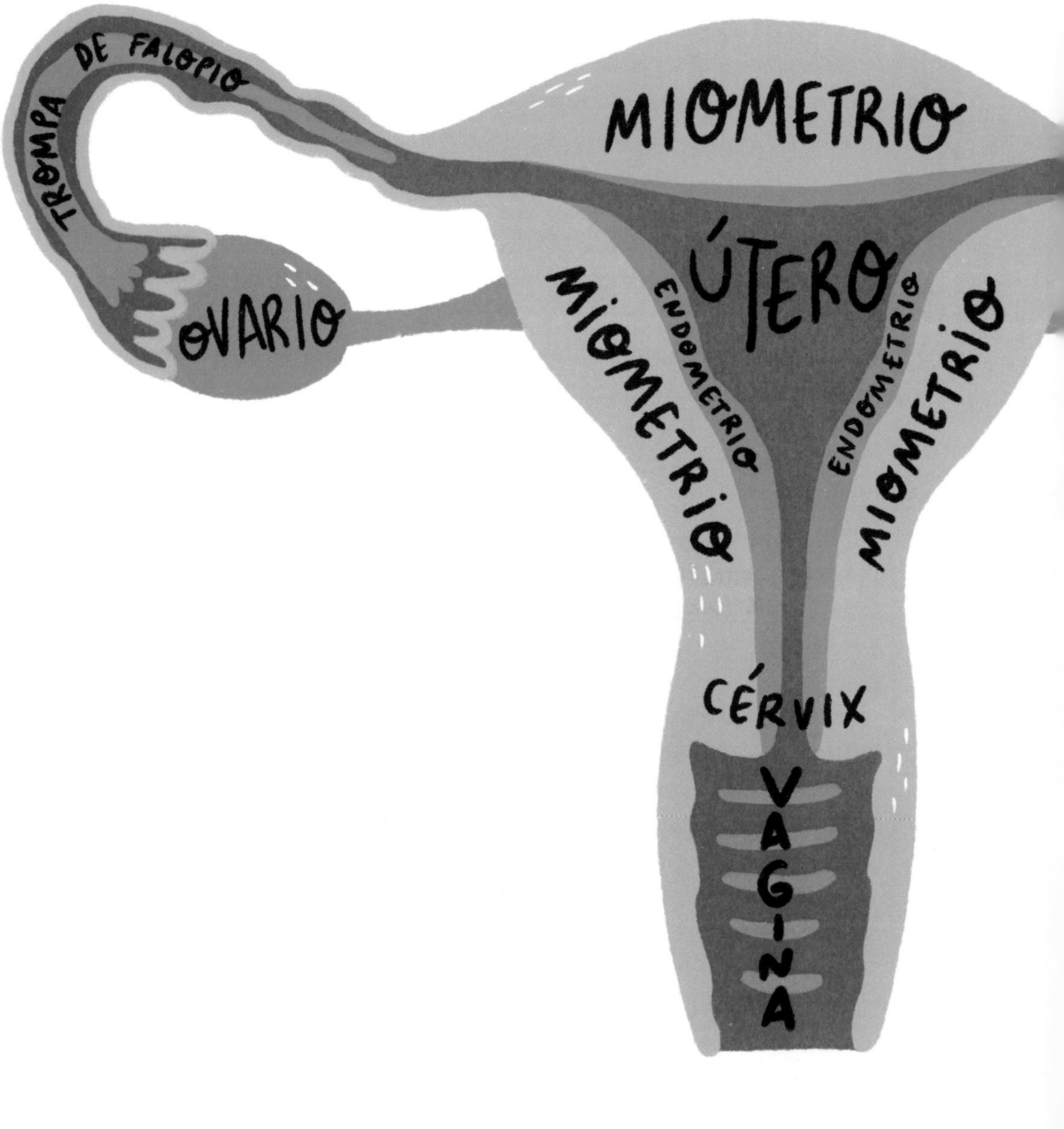

TROMPA DE FALOPIO
OVARIO
MIOMETRIO
ÚTERO
MIOMETRIO
ENDOMETRIO
ENDOMETRIO
MIOMETRIO
CÉRVIX
VAGINA

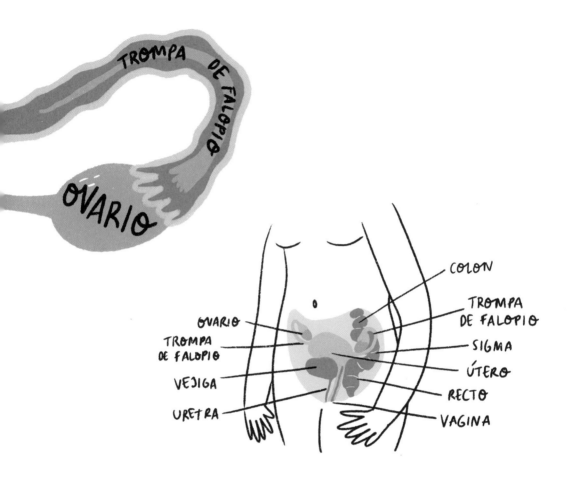

1.3 ANATOMÍA FEMENINA

Para entender mejor las explicaciones que daré a lo largo del libro es importante conocer la anatomía genital interna femenina. En el centro de la parte interna de la pelvis se encuentran los órganos genitales internos de la mujer. Son básicamente tres y cada uno cumple su propia función: los ovarios, el útero y las trompas de Falopio.

Los ovarios

Los ovarios tienen una función doble: por un lado, fabrican hormonas y, por otro, albergan los óvulos cada mes y hacen que maduren. Son funciones paralelas y están relacionadas entre sí; es decir, cuando un óvulo madura, se van segregando hormonas, pero si un óvulo no madura de forma adecuada, la secreción hormonal tampoco será la correcta y viceversa. La mujer no podrá quedarse embarazada en ninguno de los dos casos.

Las hormonas viajan por la sangre para ejercer su función en múltiples sitios: en la piel —por eso, la piel de la mujer menopáusica es menos tersa y presenta más arrugas—; en el corazón —de forma que las arterias de la mujer menopáusica son más estrechas que las de la mujer joven, que tiene menos riesgo de sufrir un infarto—; en los huesos —los estrógenos, que son la hormona femenina por excelencia, hacen que los huesos de la mujer contengan más calcio y estén más fuertes, por lo que la mujer menopáusica será más propensa a la osteoporosis, a tener huesos débiles y, en consecuencia, aumentarán las posibilidades de que sufra alguna fractura—.

El útero

La función del útero es la de acoger el óvulo fecundado, el embrión, para que pueda implantarse en su interior, crecer y convertirse en un ser humano. El útero se prepara por efecto de los estrógenos, las hormonas del ovario, que llegan a través de la sangre, por lo que aunque una mujer no tenga trompas o se haya hecho una ligadura, sigue teniendo la regla y su cuerpo continúa preparándose para el embarazo, a pesar de que no pueda quedarse embarazada.

El útero se compone de dos partes: el cuerpo y el cuello. El cuerpo es la parte principal de la matriz. Tiene forma triangular: uno de los vértices está dirigido hacia abajo, hacia el cuello, y los otros dos, hacia arriba, de manera que de cada uno de ellos salen las trompas de Falopio. El cuerpo del útero se compone de dos partes bien diferenciadas: una externa, que rodea el miometrio, compuesto por músculo, y una interna, parecida a una bolsa. Allí se encuentra el endometrio, el tejido que cada mes, por efecto de las hormonas del ovario, se prepara para que la mujer se quede embarazada. Este endometrio se llena de nutrientes que van a alimentar al embrión en los primeros días de vida. En un embarazo, el embrión llega al útero y se implanta en el espesor del endometrio seis días después de la fecundación. En ese momento empieza el embarazo. Si ese mes la mujer no se queda embarazada, el endometrio se desprende en forma de regla a través del cuello del útero.

Las trompas

Son dos pequeños conductos, situados en cada esquina del útero, que comunican este con los ovarios. Su función es recoger el óvulo cuando sale del ovario y permitir que los espermatozoides lo alcancen y que, una vez fecundado el óvulo, el embrión llegue a la matriz.

Los tres órganos internos están íntimamente relacionados. Todo en el aparato reproductor femenino está orquestado para que la mujer se quede embarazada, y para que esto ocurra, son imprescindibles los tres: ovarios, útero y trompas. La regla es un hecho fisiológico, un hecho normal en la vida de la mujer, que ocurre cuando ha habido preparación para el embarazo y este no se ha producido. Es decir, la regla es un fenómeno fisiológico como respirar, ver o digerir. Ninguno de estos fenómenos es doloroso ni debería serlo. Podemos tener alguna molestia al respirar en un ambiente contaminado, nos pueden escocer los ojos puntualmente o podemos tener una mala digestión, pero nadie diría que el dolor constante al respirar, al ver o al digerir es normal. Sin embargo, en la regla sí se acepta. Si se entendiera que la regla es solo otro mecanismo fisiológico más, se conseguiría que el dolor de regla dejara de aceptarse como algo normal.

1.4 TIPOS Y GRADOS DE ENDOMETRIOSIS

Por lo general, en la endometriosis el endometrio aparece en el interior de la cavidad abdominal, sobre todo en la pelvis, en forma de focos aislados o juntos. Estos focos crecen dentro de un tejido especial que recubre el abdomen por el interior como si fuera una especie de forro para proteger los órganos del roce. Ese tejido se llama «peritoneo».

Con independencia de su localización, podemos clasificar la endometriosis en tres tipos:

1. Endometriosis peritoneal
Los focos de endometrio que están fuera de sitio aparecen justo encima del peritoneo, pero no incrustados en él.

2. Endometriosis ovárica
Se produce cuando el ovario recubierto de endometrio tiene pequeñas cavidades. Al igual que el endometrio que está en el interior de la matriz, este endometrio responde a las normas del ovario, por lo que estas mujeres tienen una pequeña menstruación en el interior del ovario y así el tejido va aumentando de tamaño y llenándose de líquido. Son los conocidos como «quistes de chocolate».

3. Endometriosis profunda
La forma más grave, en la que los focos de endometriosis invaden el peritoneo 5 centímetros o incluso más. Justo por debajo del peritoneo es donde se encuentran los nervios que van a distintos órganos, como la vejiga, el intestino, etc. Los focos de endometrio fuera de sitio se filtran por estos nervios, provocando un dolor muy intenso. El tejido endometrial puede invadir diferentes órganos.

Estas tres formas de endometriosis raramente se ven aisladas. En mi experiencia, más de la tercera parte de las mujeres experimentan varias formas de endometriosis. Esto es muy importante, porque a la hora de establecer un pronóstico o de practicar una cirugía, si no conocemos con exactitud todos los tipos de endometriosis de la paciente, podemos planificar cirugías incompletas y no se habrá atacado la endometriosis en todos los focos.

Existe también lo que para algunos médicos es una enfermedad diferente y para otros, otro tipo de endometriosis: la adenomiosis, en la que el endometrio que está fuera de su sitio aparece en el músculo de la matriz. La adenomiosis tiene síntomas muy parecidos a la endometriosis —dolor de regla y dolor en las relaciones sexuales—, pero produce específicamente sangrado uterino anormal, es decir, produce reglas abundantes y sangrado fuera de la regla, lo que provoca que muchas mujeres estén anémicas y presenten síntomas relacionados con dicha anemia (palidez, cansancio, etc.). Como en el caso de la endometriosis, se desconocen las causas de la adenomiosis.

Una clasificación de la endometriosis realizada en 1985 por la Sociedad Americana de Medicina Reproductiva (ASRM)[2] ha gozado de mucha fama y está muy extendida, pero reúne muchos defectos que hacen que, en mi opinión, deba abandonarse. Esta clasificación establece cuatro tipos de endometriosis: 1 (mínima), 2 (leve), 3 (moderada) y 4 (severa).

En mi opinión, estos tipos no tienen ninguna relación con la paciente. Por ejemplo, una mujer puede tener una enfermedad leve y, a su vez, síntomas muy importantes. O viceversa, puede presentar la enfermedad grave, pero tener síntomas muy suaves que no afecten en ningún modo a su calidad de vida. Esta clasificación tampoco incluye la posibilidad de que la paciente recaiga si la operamos, ni nos da información

---

[2] American Society for Reproductive Medicine. Revised American Society for Reproductive Medicine Classification of Endometriosis: 1996. Fertil Steril, 1996; 67:817-821

sobre la fertilidad de la mujer. Una paciente con endometriosis de tipo 4 no tiene por qué ser menos fértil que una mujer con endometriosis de tipo 1.

Pero, además, lo más importante es que el paradigma sobre esta enfermedad ha cambiado mucho con las últimas investigaciones. Una de las cosas que más han cambiado es el tratamiento. Hoy pensamos que el tratamiento debe ser médico y no quirúrgico porque la endometriosis es una enfermedad crónica que posiblemente no vaya a curarse con una operación y tiene mucha tendencia a las recaídas después de las cirugías (al cabo de dos años de la operación, el 25 % de las mujeres han presentado una recaída).[3] De hecho, del 60 al 70 % de las mujeres reciben antes un tratamiento médico que uno quirúrgico. Por supuesto, la cirugía desempeña un papel importante en el tratamiento de la enfermedad, pero ha dejado de ser la primera opción. Por desgracia, la clasificación de la ASRM es eminentemente quirúrgica, ya que hay que operar a la mujer para saber en qué estadio de la enfermedad se encuentra.

Es importante clasificar la enfermedad en función de bases técnicas de imagen. Desgraciadamente, las técnicas aún no consiguen una imagen precisa de la endometriosis peritoneal o superficial. Por ello, necesitamos una nueva clasificación que sea capaz de ayudar a todos los médicos a diagnosticar a las mujeres. De todos modos, que no tengamos aún unas técnicas de imagen que permitan diagnosticar de manera precisa la endometriosis peritoneal no quiere decir que de todos modos no necesitemos una clasificación ecográfica peritoneal.

La endometriosis debe tratarse, estudiarse, diagnosticarse y abordarse de manera multidisciplinar. Ya hemos visto que los focos de endometriosis pueden aparecer en cualquier parte del cuerpo, por lo que los ginecólogos no deben ser los únicos interesados en tratar la enfermedad.

---

[3] Guo, S. W., «Recurrence of endometriosis and its control», *Human Reproduction Update* (julio-agosto de 2009); 15(4):441-461. doi: 10.1093/humupd/dmp007. Epub 11 de marzo de 2009.

Hace falta un equipo formado por distintos especialistas de diversos ámbitos: cirujanos digestivos, neurólogos, cirujanos torácicos y urólogos.

La endometriosis es capaz de producir síntomas que pueden afectar a muchas facetas en la vida de la mujer, no solo a la física. El sufrimiento que acarrea genera otro tipo de problemas y es, por tanto, muy importante que no solo haya médicos que traten a estas mujeres, sino que también son necesarios enfermeros, psicólogos y expertos en reproducción. También se recomiendan los grupos de ayuda y las terapias complementarias, como la fisioterapia o la nutrición. La mujer con endometriosis debe tener toda la ayuda y la información posibles para tomar la decisión adecuada en cada situación.

1.5 FACTORES DE RIESGO

La endometriosis es una enfermedad acerca de la que se ha investigado poco. Esto denota la poca importancia que se le da. Sin embargo, la buena noticia es que el número de artículos que se publican cada año se ha incrementado, con lo que podemos deducir que el interés por ella crece cada día.

Gracias a este renovado interés de los médicos, vamos cambiando la manera de pensar sobre la enfermedad, su definición, nuestra percepción acerca de la cantidad de mujeres que la sufren (epidemiología),[4] nuestra clasificación, la función de la patogénesis[5] (saber cómo se desarrolla la endometriosis), su diagnóstico y el tratamiento. Ahora consideramos

---

[4] Shafrir, A. L.; Farland, L. V.; Shah, D. K.; Harris, H. R.; Kvaskoff, M.; Zondervan, K.; Missmer, S. A., «Risk for and consequences of endometriosis: A critical epidemiologic review», *Best Practice & Research: Clinical Obstetrics & Gynaecology* (agosto de 2018);51:1-15. doi: 10.1016/j.bpobgyn.2018.06.001. Epub 3 de julio de 2018.

[5] Vercellini, P.; Viganò, P.; Somigliana, E.; Fedele, L., «Endometriosis: pathogenesis and treatment», *Nature Reviews Endocrinology* (mayo de 2014);10(5):261-75. doi: 10.1038/nrendo.2013.255. Epub 24 de diciembre de 2013

que aunque se manifieste en mujeres en edad fértil, la endometriosis está presente y puede dar señales durante toda la vida de la mujer.

Vamos a repasar cuáles son los factores de riesgo y cómo es la patogénesis de esta enfermedad.

La genética

Sabemos que el primer factor de riesgo que tiene que ver con esta enfermedad es la genética. Aunque no sea necesario que tu madre sea portadora para que sufras endometriosis, se ha comprobado que hay una carga genética importante. Por ejemplo, el riesgo relativo de tener endometriosis cuando hay casos en la familia se multiplica; es decir, si el riesgo en una mujer que no tenga ningún tipo de factor de riesgo es 1, con familiares lejanas afectadas, el riesgo se multiplica por 1,5, pero si es una madre o hermana (familiares cercanas), se multiplica por 5,2. Pero, atención: Si la enfermedad que presentan las familiares es una endometriosis grave, entonces el riesgo se multiplica hasta por 15. Esta herencia se produce de forma multigénica, es decir, no hay un gen específico de la endometriosis, aunque sí se ha demostrado que hay unos cuarenta genes localizados en 4-5 cromosomas que tienen que ver con la enfermedad y probablemente hay otros factores que influyen, como la epigenética, que puede hacer que la relación de los genes con el entorno aumente o disminuya el riesgo de tener endometriosis. Otro ejemplo: dos hermanas gemelas idénticas pueden tener los mismos genes, pero solo una se expone a la acción de las dioxinas (disruptores endocrinos); entonces, puede ser que solo ella desarrolle la enfermedad.

Los primeros mil días de vida

Es otro factor que incluye los dos primeros años de vida y los nueve meses que el bebé pasa en el útero de su madre. Hoy sabemos que las mujeres con endometriosis fueron con frecuencia bebés prematuras, presentaron poco peso al nacer o tuvieron una gestación complicada por preeclampsia (alteraciones de la presión arterial de la madre durante el embarazo). Además, sabemos también que alimentar con leche materna durante los primeros días de vida puede proteger a las bebés de sufrir endometriosis cuando sean adultas. También se ha descubierto que las mujeres con endometriosis presentaron con frecuencia más sangrado prenatal: el hecho de que durante el embarazo el útero se vea expuesto a una gran cantidad de hormonas por parte de la madre hace que al nacer las niñas tengan una pequeña hemorragia, una especie de regla justo después del nacimiento. Es un fenómeno reconocido al que no se daba importancia, pero hoy sabemos que esas niñas tienen más riesgo de sufrir endometriosis cuando sean adolescentes. Probablemente esto guarde relación con que este sangrado natal arrastre células endometriales por la trompa y estas células puedan quedarse dormidas en el peritoneo y estimularse de nuevo cuando la mujer empiece a tener la regla.

Aunque hablaremos más adelante de la endometriosis específica en la adolescencia, sí que vamos a repasar algunos factores de riesgo que tienen que ver con esta etapa de infancia y adolescencia de la niña en relación con la aparición de la endometriosis en la edad adulta.

- **El tamaño corporal**, el peso, contribuye a la aparición de endometriosis. Las niñas cuyo índice de masa corporal es bajo tienen mayor riesgo de presentar endometriosis cuando son adultas, sobre todo endometriosis profunda, la forma más grave de la enfermedad. También sabemos que cuanto más pequeño es el cuerpo de una niña (hablamos tanto de peso como de altura —del IMC—)

entre los cinco y los diez años, mayor es el riesgo de endometriosis cuando es adulta, en concreto el riesgo de sufrir endometriosis aumenta un 20 %. Si, con la edad, las niñas siguen teniendo el cuerpo pequeño, el riesgo alcanza un 30 %. En cambio, un cuerpo grande no tiene relación con sufrir o no endometriosis en la edad adulta.

- **La actividad física** de las niñas entre los diez y trece años está vinculada con la aparición de endometriosis en la edad adulta. Las niñas que practican ejercicio moderado tienen menos riesgo. Sin embargo, cuando esta actividad física es extenuante o excesiva al nivel que exige la alta competición, el porcentaje sube a un 20 % más de riesgo de sufrir endometriosis. Esto se debe a que el ejercicio físico modula el efecto de las hormonas en las células.

- Otros acontecimientos que tienen lugar en la vida de las mujeres, como **sufrir abusos físicos, sexuales, emocionales, malos tratos o abandono en la primera infancia** (de cero a ocho años), tienen claramente que ver con un mayor riesgo de endometriosis en la edad adulta. Las niñas que sufren abuso físico grave en la primera infancia tienen un riesgo mayor de endometriosis cuando son adultas y las que sufren abuso sexual tienen por lo menos un 50 % más de riesgo de tener endometriosis. No se sabe exactamente el porqué; quizá se deba a factores relacionados con el estrés.

- **Anomalías del tracto genital.** Los problemas congénitos, sobre todo los obstructivos del tracto genital, aumentan el riesgo de tener endometriosis. Estas anomalías se asocian a la menstruación retrógrada, que, como se ha explicado antes, consiste en que la sangre no pueda salir y, en vez expulsarse, vaya hacia las trompas.

- Las mujeres con **reglas abundantes** también son más vulnerables, porque es más probable que caigan células endometriales en la cavidad pélvica del peritoneo.

- **La edad de la primera regla** influye. Por lo general, las mujeres afectadas tienen el primer periodo a los diez u once años, por lo que tienen más tiempo para tener reglas que puedan aportar células endometriales a la pelvis.

- Sabemos que otros factores, como el **consumo de tabaco, alcohol y cafeína**[6], se han relacionado con la incidencia de endometriosis, aunque la evidencia, de nuevo, es variablemente sólida y, en ocasiones, contradictoria.

- Por último, **factores ambientales** como la exposición a algunos tóxicos ambientales se asocian a un mayor riesgo.

Estos factores de riesgo no son definitorios, simplemente se asocian a la presencia de endometriosis, pero no quiere decir que sean la causa, por lo que es difícil prevenir la enfermedad. Es cierto que hay estilos de vida que se asocian con la endometriosis, pero no podemos afirmar que evitándolos vaya a disminuir el riesgo. No se puede descartar que el hecho de que cierto factor «A» se asocie con la ausencia de endometriosis se deba a un tercer factor desconocido que sea responsable de las dos cosas: del factor «A» y de la endometriosis.

Pero sí hay algunas cosas que podemos hacer para prevenir la endometriosis. Por ejemplo, disminuir la cantidad de sangre en mujeres con reglas muy abundantes. Ya hemos visto que esto puede ser un factor de riesgo muy importante de endometriosis. Muchas veces, al recetar anticonceptivos a las adolescentes con dolores fuertes de regla, disminuirán el dolor y la cantidad de regla que tengan, sobre todo si los usan de manera continua, con lo que podemos protegerlas de la enfermedad en el futuro. Más adelante veremos la manera en la que se pueden re-

---

[6] *Guía de atención a las mujeres con endometriosis en el Sistema Nacional de Salud (SNS)*, p. 20.

cetar estos anticonceptivos sin que afecten a la salud de la mujer, pero consiguiendo disminuir los síntomas de la endometriosis.

Otras medidas que se pueden adoptar para prevenir la endometriosis son reducir el consumo del tabaco y la cafeína, o hacer ejercicio de forma moderada.

1.6 ADOLESCENCIA Y MENOPAUSIA

Vamos a hablar ahora de la endometriosis en las edades más extremas en la vida reproductiva de la mujer: la adolescencia y la menopausia. Se ha dicho siempre que la endometriosis es una enfermedad de mujeres adultas, pero esto no es así. Hoy el 20 % de los diagnósticos de endometriosis se emiten a chicas adolescentes, de menos de veinte años. Cuando una niña de entre doce y dieciséis años tiene dolores de regla tan intensos que no puede ir a la escuela o a la facultad, o que no le permiten hacer vida normal durante los días de la menstruación, hay que pensar siempre en la posibilidad de la endometriosis.

No fui diagnosticada hasta pasados los treinta y cinco años, pero los dolores sí condicionaron mis años de juventud. Nunca pude hacer deporte; si me venía la regla y coincidía con campamentos o salidas del instituto, no podía ir. EUNICE

Era muy joven y me pasaba los días de regla en la cama, encerrada en casa. Ni clases, ni amigos, ni deporte... Así durante muchos años. PILAR

Por desgracia, el diagnóstico en la adolescencia es más difícil, porque por lo general se trata de una endometriosis peritoneal y las técnicas de imagen son poco precisas con esta forma de la enfermedad. A esto se suma que muchas chicas todavía no han mantenido relaciones sexuales y no se les puede realizar una ecografía transvaginal. Aun así, si existe un dolor tan fuerte, es muy posible que se trate de endometriosis, pero siempre debe ser el médico quien la descarte. Para ello, lo mejor es hacer un tratamiento de prueba —o, dicho de otra forma, un tratamiento específico para la endometriosis en el que, si la mujer deja de tener síntomas, se confirma la enfermedad; si continúa con ellos, se descarta— y dejar las pruebas invasivas (laparoscopia, cirugía...) para aquellos casos en que realmente la paciente no responda al tratamiento médico y las técnicas de imagen (ecografía y resonancia) sean negativas. Por suerte, esto ocurre en muy pocas ocasiones.

Como comentábamos antes, la endometriosis tiene que ver con las hormonas femeninas y en la menopausia estas dejan de funcionar, por lo que es muy poco frecuente que una endometriosis dé síntomas durante este periodo. Muchas veces, las mujeres, cuando llegan a esta etapa de la vida, ven que los dolores desaparecen y recuperan la calidad de vida. Sin embargo, en un pequeño porcentaje de los casos puede pasar que los mismos focos de endometriosis sean capaces de segregar sus propias hormonas y mantener los síntomas. Si es así, las técnicas de imagen nos lo mostrarán y el tratamiento correcto (la cirugía, en este caso) será la solución.

1.7 LA ENDOMETRIOSIS NO ES CÁNCER

La endometriosis es una enfermedad benigna que nunca se vuelve maligna. Sin embargo, no podemos dejar de percibir las similitudes que existen entre la endometriosis y el cáncer.

El endometrio ectópico es capaz de implantarse en un sitio lejano de su lugar anatómico de origen y de crecer sin que los mecanismos normales del cuerpo se lo impidan; de crear nuevos vasos sanguíneos para alimentarse, algo que las neoplasias benignas no hacen; de invadir los tejidos vecinos por extensión directa, como la vejiga, el uréter, el intestino..., o incluso puede extenderse a lugares lejanos más allá de la simple vecindad y crear metástasis. Se han encontrado células endometriales viables que afectaban a ganglios linfáticos, igual que actúa el cáncer en la sangre. Por último, después de extirpar completamente las cicatrices endometriales a través de cirugía, la enfermedad puede volver a aparecer al cabo de meses o años.

Por todas estas similitudes algunos doctores han denominado la endometriosis «el cáncer benigno», aunque la endometriosis no es cáncer. Cabe decir que el riesgo relativo de padecer algunos tipos de cáncer de ovario aumenta en mujeres con endometriosis, aunque este incremento es muy poco significativo. Este riesgo no justifica la cirugía, sobre todo en las mujeres con endometriosis ovárica. Los ovarios ejercen una función muy importante en la vida de la mujer. Su falta, sobre todo cuando la extirpación se lleva a cabo en mujeres jóvenes, puede resultar traumática, y el mayor riesgo de sufrir un cáncer de ovario no justificaría en absoluto el peligro. Además, estos cánceres suelen tener mejor pronóstico en mujeres con endometriosis que en las que no tienen la enfermedad, ya que el control frecuente al que se someten las mujeres con endometriosis hace que el cáncer se les suela diagnosticar en las fases iniciales.

Existe también preocupación por saber si otros tipos de cáncer son más frecuentes entre mujeres con endometriosis. Por ejemplo, se ha estudiado mucho el riesgo de cáncer de mama. Se sabe que el cáncer de mama no tiene mayor incidencia en mujeres con endometriosis, a pesar de que ambos comparten mecanismos y dependencias hormonales, como la de los estrógenos y la progesterona, cuyos receptores están alterados por varias enfermedades.

La inflamación crónica de la endometriosis puede incrementar la probabilidad de padecer algunos tipos de cáncer en la pelvis y, de hecho, aunque todavía no hay datos concluyentes suficientes, podría ocurrir que el riesgo de cáncer de colon aumentara en alguna mujer con endometriosis. Este riesgo disminuiría después de tratar la enfermedad.

Hoy en día no podemos afirmar que las mujeres con endometriosis tengan más riesgo de cáncer, excepto en el incremento de cáncer de ovario que acabamos de nombrar.

1.8 DESMONTANDO MITOS Y CREENCIAS

Estoy seguro de que, en muchas ocasiones, cuando has dicho que tienes endometriosis la respuesta ha sido: «Endome... ¿qué?». Este desconocimiento de la enfermedad genera mitos y creencias que, sin duda, hay que desmentir; aunque iremos profundizando en todos los temas, es importante que desde ya tengas claro que:

1. El embarazo cura la endometriosis: FALSO

El embarazo puede mejorar el curso de la enfermedad, pero no curarla. El tratamiento hormonal proporciona un estado de pseudoembarazo para que la mujer no tenga la regla, cosa que evita que el endometrio ectópico se atrofie y hace que desaparezcan los síntomas. Pero cuando se para el tratamiento, los síntomas vuelven. Lo mismo ocurre con el embarazo: cuando la mujer da a luz y deja de dar el pecho, la regla reaparece y, con ella, los síntomas. Por tanto, después del embarazo hay que seguir con el tratamiento médico. Por cierto, las complicaciones del embarazo son más frecuentes en mujeres con endometriosis: parto prematuro, placenta previa, dar a luz a niños de menor peso y también, aunque no todos los médicos están de acuerdo con esto, los estados hipertensivos durante la gestación (como se ha dicho antes, la preeclampsia).

2. La histerectomía cura la enfermedad: FALSO

Con la extirpación del útero se elimina la fuente a partir de la que se extiende el endometrio, pero si durante la cirugía no se han eliminado todos los focos de endometriosis y se mantienen los que hay en los ovarios, la enfermedad seguirá estando presente, porque los ovarios seguirán estimulando los focos y los síntomas pueden persistir después de la histerectomía. Si recurrimos a la cirugía radical, hemos de ser conscientes de que no se debe quitar solo el útero, sino también todos los focos, y en algunos casos también es preciso eliminar los ovarios.

3. El dolor es de origen psicológico: FALSO

Esto es absolutamente falso y es muy importante decirlo alto y claro. La endometriosis es una enfermedad grave, muy dolorosa, y el dolor en absoluto es de origen psicológico. Por supuesto que muchas mujeres con endometriosis tienen alteraciones psicológicas, pero esto se debe a la incomprensión y la soledad que sienten. Muchas de ellas acaban con depresión profunda.

4. Afecta a mujeres de clase social alta: FALSO

En este sentido es una enfermedad muy democrática: afecta por igual a todas las capas sociales. Las personas con más recursos, ya sean culturales, sociales o económicos, consultan con más facilidad al médico porque tienen más acceso a él. La endometriosis no discrimina por nivel social, económico ni cultural.

5. Afecta a mujeres de más de veinte años: FALSO

La endometriosis se inicia en la adolescencia; una edad más joven en el inicio de la enfermedad suele asociarse a una patología más grave. Las mujeres diagnosticadas en fases más avanzadas suelen presentar situaciones más complicadas que aquellas a las que se diagnostica con anterioridad.

6. Produce cáncer de ovario: FALSO

La endometriosis no es una enfermedad premaligna y no debe considerarse como tal. Sí es cierto que algunos subtipos de cáncer de ovarios, en especial los denominados «de células claras» y «endometrioides», tienen una frecuencia algo más alta en las mujeres con endometriosis, y parece ser que este incremento en la frecuencia se debe a un factor externo que no tiene nada que ver con la endometriosis.

7. **El nivel de dolor corresponde al estado de la enfermedad: FALSO**

El dolor depende más del lugar afectado que de la extensión de la enfermedad. Así pues, algunas mujeres en estadios avanzados presentan poco dolor, mientras que otras en fases tempranas pueden presentar mucho dolor.

8. **Faltar a la escuela o al trabajo por dolor menstrual es normal: FALSO**

Nunca es normal que un dolor de regla impida a una mujer llevar a cabo sus tareas cotidianas. Si en una escala subjetiva del 0 al 10 (0 = ningún dolor; 10 = el peor dolor imaginable) una mujer presenta un dolor de 4 o más, debe considerarse patológico y empezar las investigaciones adecuadas.

9. **Como a mi madre o a mi hermana mayor les duele mucho la regla, es normal que a mí me duela: FALSO**

Como hemos comentado antes, la endometriosis tiene un componente genético, por lo que lo más probable es que la madre o la hermana también la padezcan.

10. **Es difícil diagnosticar la endometriosis: FALSO**

Escuchando atentamente a la mujer, el diagnóstico de endometriosis surge solo. Lo que verdaderamente se necesita es prestar atención a los síntomas relatados por la paciente y no considerar «normales» o «inventados» los dolores que refiere.

EN RESUMEN

1. La endometriosis es una enfermedad crónica que afecta a mujeres jóvenes, desde los 10-15 años hasta los 35-50, aunque hay un pequeño porcentaje de casos que mantienen los síntomas durante la menopausia.

2. Se estima que la endometriosis afecta aproximadamente al 10 % de la población femenina mundial en edad fértil. En España son dos millones de mujeres afectadas, y medio millón sufre la forma más grave de la enfermedad.

3. A la hora de establecer un pronóstico o de practicar una cirugía, hay que conocer con exactitud todos los tipos de endometriosis que padece la mujer, para no planificar cirugías incompletas y poder atacar la endometriosis en todos los focos.

4. El cáncer de mama no es más frecuente en mujeres con endometriosis, a pesar de que ambos comparten mecanismos y dependencias hormonales, como la de los estrógenos y la progesterona.

5. Es muy importante decir alto y claro que la enfermedad genera mitos y creencias falsas que hay que desmentir, como, por ejemplo, que el dolor es de origen psicológico o que es normal que la regla duela mucho.

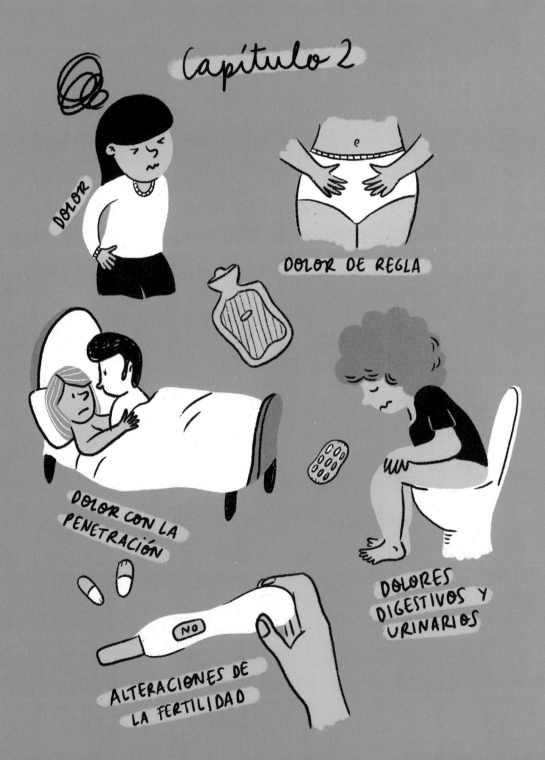

LOS SÍNTOMAS

2.1 LOS 3 SÍNTOMAS CLAVE

En el capítulo anterior nos hemos centrado en qué es la endometriosis: la hemos definido, hemos visto por qué se produce y hemos conocido sus factores de riesgo, entre otras cuestiones. Ahora nos ocuparemos de sus síntomas, lo que podríamos llamar las «alarmas» o «pistas». Básicamente hay tres:

> **1.** Dolor
> **2.** Alteraciones de la fertilidad
> **3.** Alteraciones de la menstruación

Antes de proseguir con la explicación más detallada de cada uno de ellos, es importante detenerse para destacar el grave impacto que tiene la endometriosis en la vida de las mujeres. Por un lado, esta enfermedad provoca una afectación física muy clara: un dolor que aumenta el absentismo escolar o laboral de las mujeres que la sufren y disminuye la productividad de las alumnas o trabajadoras. Este dolor, por otro lado, va acompañado de una afectación psíquica que influye en todas las facetas de la vida personal de la mujer y que provoca que sus relaciones de pareja, sexuales, sociales y familiares se resientan. En definitiva, merma la calidad de vida de las pacientes en todos los sentidos.

2.2 DOLOR, LA ESENCIA DE LA ENFERMEDAD

Para comprender la enfermedad es muy importante entender cómo se produce el dolor en la endometriosis. En el próximo capítulo profundizaremos más sobre el tema, pero vale la pena introducir este concepto, ya que el dolor, por desgracia, es la esencia de la enfermedad.

El dolor es una respuesta del cerebro ante un estímulo que puede ser peligroso: por ejemplo, alguien pone la mano en el fuego y automáticamente se estimulan los nociceptores, unos receptores específicos del dolor que tenemos en todo el cuerpo y que sirven para avisarnos de una posible amenaza enviando al cerebro una señal que nos alerta. El cerebro recibe esa información, la procesa y emite la orden de apartar la mano del fuego.

En la mayoría de los casos, cuando hay una reacción de dolor agudo, «apartamos la mano», las heridas que se hayan podido producir se curan y aquí se acaba el problema. Pero cuando se trata de una lesión crónica, esta se perpetúa y produce alteraciones que no aparecen en otro tipo de enfermedades inflamatorias. La endometriosis es una lesión crónica: el endometrio no se elimina y nuestro sistema inmunitario no consigue repararlo, cosa que le genera al cuerpo un gran estrés oxidativo. El estrés oxidativo es el resultado del metabolismo del oxígeno (también llamado «especies reactivas de oxígeno»). Para explicarlo de manera más sencilla: si uno corta una manzana y la deja fuera del frigorífico, al cabo de unos días esa manzana se oxida. Del mismo modo, que haya endometriosis quiere decir que los focos de endometrio que están fuera de sitio han dejado sangre en la cavidad pélvica, y ya que donde hay sangre hay oxígeno, pues es la que lo traslada por el cuerpo, se produce un exceso de oxígeno en la cavidad pélvica. Este se metaboliza y, por tanto, se agrava y se perpetúa la reacción inflamatoria, lo que produce daños en el tejido que rodea los focos del endometrio y vuelve a generar dolor.

Durante este proceso, el cuerpo intenta protegerse: la sangre produce una reacción que avisa al cuerpo de que algo no va bien, y este estimula el sistema inmunitario, que por desgracia no reacciona de la manera adecuada. El endometrio, para protegerse y eliminar elementos invasivos, produce lo que llamamos «reacción inflamatoria» a base de la segregación de unas sustancias (prostaglandinas, interleuquinas) o la aparición de unas células (macrófagos, leucocitos) cuyo fin es curar el cuerpo de las lesiones o de los problemas que se estén produciendo. Esa reacción inflamatoria avisa al cerebro y envía unas sensaciones que interpretamos como dolor.

La sangre solo sale del torrente sanguíneo de las venas y de las arterias cuando estas se rompen en una herida. Por ello, la sangre tiene sustancias que promueven la cicatrización de los tejidos. En el caso de la endometriosis, esa sangre que sale de los focos de endometriosis y que llega a la pelvis, en lugar de restaurar un tejido roto, hace que se produzcan adherencias que no son necesarias y que pegan los órganos entre sí alterando la capacidad normal de la anatomía.

En el caso de la endometriosis profunda, en la que se ven afectados los nervios que pasan por debajo del peritoneo, el cuerpo aumenta su sistema de defensa y produce más vasos sanguíneos, y, por consiguiente, más inflamación. Ese exceso provoca una alteración que afecta a las fibras nerviosas, de manera que se perpetúan la reacción inflamatoria y el estímulo doloroso. Las células que procesan la sensación de dolor funcionarán cada vez peor y acabarán produciendo sensibilización central, que es una condición o un estado del sistema nervioso del cerebro que se asocia con el mantenimiento y el desarrollo del dolor crónico.

2.2.1 DISMENORREA O DOLOR MENSTRUAL

El síntoma más típico de la endometriosis es la dismenorrea, nombre que recibe el dolor menstrual intenso. Es muy difícil determinar su intensidad, ya que cada mujer lo sufre de una manera distinta y, como no existe un mecanismo que ayude a medirlo de manera objetiva, no se puede saber si el mismo estímulo produce la misma sensación en personas diferentes. Para ello, los médicos utilizan una escala subjetiva que funciona de la siguiente manera: se pide a las pacientes que cuantifiquen su dolor del 0 a 10, siendo 0 la ausencia absoluta de dolor y 10 el máximo dolor imaginable. Esto sirve, tanto a médicos como a pacientes, para comparar la evolución de los síntomas durante el tratamiento. También ha resultado útil porque ha ayudado a poner en evidencia que las mujeres reaccionan de manera similar a estímulos parecidos y, aunque no se pueda comparar su dolor de forma fehaciente, ya que el dolor es algo subjetivo, sí que se ha descubierto que distintos tipos de dolor pueden llegar a producir respuestas muy altas en esta escala del 0 al 10 en la mayoría de las personas. Así, se puede clasificar el dolor como:

- **Dolor leve:** de 0 a 3
- **Dolor moderado:** de 4 a 6
- **Dolor intenso:** de 7 a 10

El dolor de regla de las mujeres con endometriosis suele ser intenso, a partir de 7, y lo definen como un dolor que les impide hacer vida normal y llevar a cabo sus actividades rutinarias. He aquí el punto de inflexión: es fundamental diferenciar las molestias del 1 al 3 que puede tener una mujer sana durante la menstruación, de los dolores intensos del 7 al 10 que llegan a sentir las mujeres con endometriosis.

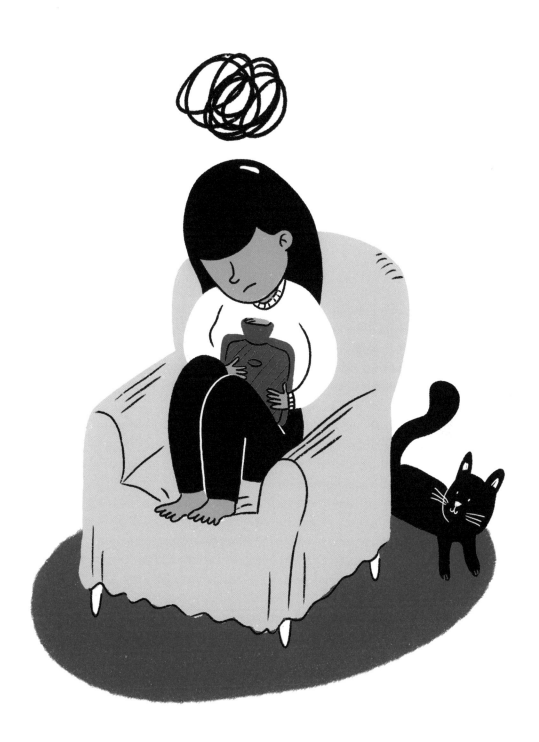

En mi caso, el dolor me empezaba a paralizar días antes de tener la menstruación, porque sabía lo que llegaba y sentía un pánico horrible. El monstruo se acercaba y ningún medicamento ni nadie podría hacer nada para quitarme ese sufrimiento. Cada mes tenía que hacer esfuerzos sobrehumanos para ir a trabajar y soportar ese dolor con la mejor cara posible. **AIDA**

Conozco diferentes dolores: he pasado por varias intervenciones quirúrgicas, una mastectomía con reconstrucción con dorsal ancho, un herpes zóster... y ningún dolor se asemeja a los sufridos durante mis menstruaciones. EUNICE

Es común, además, que hacia el final de la regla la dismenorrea se intensifique y el dolor se haga más agudo. Recordemos que el dolor se produce porque hay focos del endometrio fuera de su lugar habitual y también sangran, por lo que a medida que la menstruación avanza, el volumen de sangre perdida aumenta y el dolor se agrava.

Hasta ahora se consideraba que el dolor de endometriosis era una dismenorrea secundaria y que las mujeres no tenían dolor de regla hasta que un día empezaban a sentirlo y este era cada vez más intenso; es decir, se consideraba que el dolor no aparecía con la primera regla, sino con el paso de los años. Pero recientemente se ha comprobado que el dolor intenso aparece en muchas mujeres de los 10 a los 13 años, con la primera menstruación, y, a menudo, es tan fuerte que les impide asistir a clase o hacer gimnasia. En la mayoría de los casos, lo que tienen estas chicas jóvenes es una endometriosis no diagnosticada.

Normalmente, las niñas y las mujeres aguantan esta situación como pueden hasta que al final acuden al médico, que en algunas ocasiones les proporciona respuesta y solución, pero en muchas otras no. Suelen empezar a tomar anticonceptivos con receta, con los que mejoran, pero no se erradica el problema.

Endometriosis

> Sufría unos dolores tan intensos que llegaba a desmayarme, no podía caminar. Me tomaba tantos analgésicos que llegué a padecer del estómago, pero era la única manera de poder seguir adelante esos días. **PILAR**

Sin ningún tipo de tratamiento, el dolor va alargándose en el tiempo: ya no aparece solo con la regla, sino también los días previos y los posteriores. A eso se le llama «dolor periovulatorio», y es un dolor difuso en la pelvis que se siente todo el mes y se acentúa en momentos concretos del ciclo. Las pacientes pasan de sufrir dolor solo durante la regla a tener que soportarlo todo el tiempo. Hay mujeres que solo se encuentran bien 3 o 4 días al mes, pero el resto tienen, de media, un 6 en la escala de dolor, lo que significa que hay veces que sienten un 3, pero otras pueden tener un 9, por lo que es fácil entender que les resulte insoportable.

2.2.2 DISPAREUNIA O DOLOR SEXUAL

Un dolor muy típico en mujeres con endometriosis es la dispareunia o dolor durante las relaciones sexuales, que se produce por la existencia de focos de endometrio fuera de sitio localizados en el fondo de la vagina, la parte más baja del abdomen, donde las células endometriales suelen ser arrastradas desde la cavidad endometrial por las trompas de Falopio a través de la sangre de la menstruación. En este lugar, que se denomina «fondo del saco de Douglas», se acumulan muchos focos de endometriosis.

> El dolor también ha condicionado mi vida sexual. Algo que se supone que debe ser placentero es incómodo y muy doloroso. **EUNICE**

En la parte alta de la vagina de una mujer con endometriosis se pueden encontrar nódulos duros e irregulares, que no son más que focos de tejido endometrial, y que, cuando los tocamos, producen dolor. Lo mismo pasa con las relaciones sexuales.

Cuando la mujer tenga relaciones sexuales en posturas que permitan una penetración profunda y con una pareja cuyo pene llegue hasta el fondo de la vagina, esta relación será muy dolorosa. Aparte de esos focos que el pene golpea, en el fondo de la vagina suele haber adherencias, es decir, cicatrices. Así que, si alguna vez has sentido dolor, se debe a estos motivos.

Además, en casos de dolor crónico de endometriosis, los músculos de la pelvis (el elevador del ano, los obturadores y otros) suelen contracturarse. Esto se denomina «síndrome miofascial». Para las mujeres que sufren este síndrome, incluso el inicio de la penetración es muy doloroso, por lo que les cuesta muchísimo mantener relaciones sin dolor e incluso el tacto vaginal en la consulta del ginecólogo les produce un dolor intenso. Todo ello hará que la calidad de la vida sexual sea muy mala.

Llevaba relativamente poco tiempo con mi pareja cuando los dolores de la endometriosis empezaron a salir a la luz. Cada vez que manteníamos relaciones sexuales, la sensación era muy dura, dolor y placer al mismo tiempo. El placer me lo daba poder estar con él, pero el dolor siempre lo superaba todo y hacía que a menudo terminara con lágrimas en los ojos. **AIDA**

En un estudio, que todavía está en fase de aceptación, realizado por mi equipo a través de tres cuestionarios (1. Escala de distrés y de alteración sexual en mujeres; 2. Calidad de la vida sexual en mujeres; y 3. Perfil de la función sexual femenina), se ha observado que la disfunción sexual entre mujeres con endometriosis es de más del doble que entre mujeres sanas. También la baja calidad de la vida sexual y la falta de deseo son más comunes entre las mujeres que la padecen. Es lógico. Las mujeres que saben que las relaciones sexuales les van a doler pierden el interés y practicar sexo con penetración deja de apetecerles.

2.3 SÍNTOMAS DIGESTIVOS Y URINARIOS

En las fases más avanzadas de la enfermedad suelen aparecer síntomas digestivos, tales como digestiones lentas, pesada o dolorosas durante la menstruación, hinchazón abdominal, espasmos, diarrea, estreñimiento, cambio de hábitos en las deposiciones e incluso dolor intenso al defecar durante la regla o en cualquier momento del ciclo. Estos síntomas digestivos son muy frecuentes y, si los has padecido, pueden indicar la presencia de endometriosis.

Los síntomas digestivos aparecieron pronto. Cuando tenía la regla, la tripa se me hinchaba mucho y las defecaciones eran con sangre durante el periodo, pero como sangraba tanta cantidad, ya no sabía si era sangre menstrual o rectal. De nuevo acudí al médico: me hicieron colonoscopia, ecografías... y volvieron a repetirse las mismas palabras: «Las pruebas son normales». Y, de nuevo, asumí que aquello era normal, aunque los síntomas no me dejaban llevar una vida como cualquier otra. **EUNICE**

Un signo inequívoco de que existe un foco de endometrio en la parte interna del intestino es la rectorragia catamenia. Eso ocurre cuando la parte interna del intestino está invadida y hay sangrado por el recto durante la regla. El médico, entonces, tiene que descartar que se trate de una endometriosis intestinal avanzada.

Las mujeres con endometriosis también pueden tener síntomas urinarios: el dolor al orinar y la presencia de sangre en la orina durante la regla son síntomas muy indicativos de presencia de endometriosis en la vejiga. Cabe destacar que en el caso de la adenomiosis es muy típico que, además de los síntomas de dolor y las alteraciones menstruales, las mujeres tengan también problemas urinarios, que pueden llegar a ser muy intensos: urgencia y necesidad de orinar con mucha frecuencia, sensación de quedarse con ganas de orinar cuando se acaba de ir, levantarse durante la noche para orinar o tener sensación de dolor en la vejiga. Es común que las pacientes con adenomiosis hayan acudido a la consulta de un urólogo y se hayan hecho pruebas, como cistoscopias o cultivos, que han arrojado diagnósticos equivocados.

> Siempre he sido una mujer de ir al baño dos veces o tres al día, y hasta que tuve endometriosis, me consideraba afortunada por esto. Pero con la enfermedad todo cambió. Sentarme en el retrete significaba apretar los dientes y agarrarme fuerte a la tapa del inodoro para no chillar de dolor. **AIDA**

2.4 ALTERACIONES DE LA FERTILIDAD

Otro síntoma muy característico son las alteraciones de la fertilidad. No todas las mujeres con endometriosis son estériles ni todas las mujeres estériles tienen endometriosis, pero sí que hay una relación evidente y, por eso, suelen asociarse. Se calcula que entre el 30 y el 40 % de las mujeres que padecen los síntomas son infértiles o tienen problemas para quedarse embarazadas.[1] Estas últimas necesitan ayuda, pero las dificultades con las que se encuentran suelen ser tratables: que les cueste no quiere decir que no puedan o que nunca vayan a poder. En ocasiones, las mujeres con endometriosis que concibieron *in vitro* a su primer bebé se han quedado embarazadas de manera espontánea del segundo. No es raro, ya que la endometriosis no es un sinónimo absoluto de infertilidad.

Las causas de la esterilidad en la endometriosis son varias:

- **Las alteraciones anatómicas**: las trompas están adheridas a los ovarios o a los intestinos, y, al estar obstruidas, el óvulo fecundado no puede llegar hasta la matriz o el espermatozoide no puede alcanzar el óvulo.

---

[1] Dominique De Ziegler, D.; Borghese, B.; Chapron, C., «Endometriosis and infertility: pathophysiology and management», *Lancet* (28 de agosto de 2010); 376(9742):730-738. doi: 10.1016/S0140-6736(10)60490-4.

- **Alteraciones en la fertilización**: el ambiente tóxico e inflamatorio que hay en la pelvis hace que el óvulo muera o que la calidad de los espermatozoides no se pueda mantener y, de este modo, no se llegue a completar la fecundación. De hecho, la calidad de los óvulos de las mujeres con endometriosis es menor que la de las mujeres sin endometriosis.[2]

- **Alteraciones de la implantación**. Ya hemos visto que muchas veces la endometriosis está asociada a la adenomiosis: en estos casos, el que está enfermo es el útero. Puede suceder que un óvulo se haya fecundado sin problemas y que el embrión haya llegado hasta la cavidad, pero si las condiciones de esta no son las adecuadas, el embrión no puede sobrevivir.

Todos estos factores hacen que la tasa de embarazo de las mujeres con endometriosis disminuya. Por suerte, el tratamiento de fecundación *in vitro* suele ser muy eficaz en las mujeres con endometriosis. De hecho, las tasas de éxito son iguales que las de las mujeres sin endometriosis. Por supuesto, hay que valorar cada caso concreto, pero en general las mujeres de edad y reserva ovárica similar con endometriosis y sin ella responden igual a la fecundación *in vitro* y tienen tasas de embarazos muy altas en ambos casos. La endometriosis de por sí no impide, altera ni dificulta el embarazo en las mujeres sometidas a dicho tratamiento. Sin embargo, no tiene ningún sentido el tratamiento con inseminación o estimulación ovárica si el único motivo de la dificultad para conseguir el embarazo es la endometriosis, ya que esas técnicas no mejoran las tasas de embarazo.

[2] Dominique De Ziegler, D.; Borghese, B.; Chapron, C., «Endometriosis and infertility: pathophysiology and management», *Lancet* (28 de agosto de 2010); 376(9742):730-738. doi: 10.1016/S0140-6736(10)60490-4.

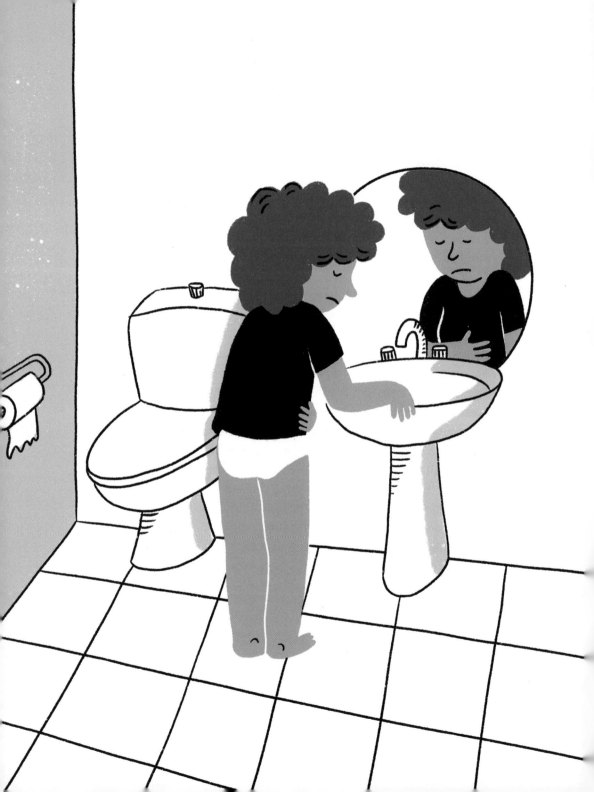

2.5 ALTERACIONES EN LA MENSTRUACIÓN Y OTROS SÍNTOMAS

Existen otros síntomas que sufren aproximadamente el 20 % de las pacientes con endometriosis, como, por ejemplo, las alteraciones menstruales o las hemorragias en forma de sangrado uterino anormal e irregular. Son pérdidas entre reglas o sangrados menstruales abundantes que reciben el nombre de «hipermenorrea».

Una de las causas de la hipermenorrea es la presencia de endometriomas en el ovario: los llamados «quistes de chocolate» pueden producir problemas en la ovulación al provocar una segregación hormonal anormal que hace que las mujeres sangren. Pero la hipermenorrea se debe, sobre todo, a la alta asociación que existe entre la endometriosis y la adenomiosis. Efectivamente, uno de los síntomas más frecuentes de la adenomiosis son los sangrados abundantes o las pérdidas entre reglas. Asimismo, la inflamación pélvica producida por la endometriosis puede causar otros síntomas y otros tipos de malestar en las pacientes. A menudo, esta inflamación crónica hace que las mujeres se encuentren cansadas y fatigadas, y que les cueste prestar atención. Este déficit de atención también puede agravarse por el síndrome de sensibilización central, que también puede producir otras enfermedades, como fibromialgia o fatiga crónica, que se asocian a la endometriosis con mucha frecuencia.[3]

Pienso que, como consecuencia de todo lo sufrido, en 2007 me diagnostican fibromialgia y fatiga crónica. Lo esperaba: estoy convencida de que el sufrimiento físico no pasa sin dejar nada. Sufro dolores en sitios que no sabía ni que existían y un agotamiento constante que limita muchísimo mi vida en todos los aspectos. **PILAR**

---

[3] Coloma, J. L.; Martínez-Zamora, M. A.; Collado, A.; Gràcia, M.; Rius, M.; Quintas, L.; Carmona, F., «Prevalence of fibromyalgia among women with deep infiltrating endometriosis», *International Journal of Gynaecology and Obstetrics* (agosto de 2019); 146(2):157-163. doi: 10.1002/ijgo.12822. Epub del 9 de mayo de 2019.

En el primer capítulo dijimos que, muchas veces, las enfermas de endometriosis sufren alteraciones del sistema inmunitario y eso hace que las probabilidades de que se les diagnostiquen enfermedades autoinmunes, como la de Crohn, artritis reumatoide o lupus, sean mayores.

Por último, uno de los síntomas que presentan estas mujeres es el sufrimiento crónico. Son años de dolor, de incomprensión, de sentirse rechazadas, que pueden provocarles alteraciones psicológicas, como depresión o ansiedad. Por suerte, todos estos síntomas mejoran mucho cuando las pacientes reciben un tratamiento adecuado y se ponen en manos de especialistas.

Un último apunte importante: cabe aclarar que, al igual que las mujeres no presentan solo un tipo de endometriosis (profunda, peritoneal, ovárica, adenomiosis), sus síntomas tampoco son únicos, sino menos del 15 % tiene únicamente dismenorrea, solo un 6 % sufre dolor pélvico sin dolor de regla y menos de un 1 % tiene solo dolor durante las relaciones sexuales. Los síntomas más frecuentes son dolor pélvico, dismenorrea y dolor en las relaciones sexuales, y estos tres síntomas están presentes en el 40 % de las mujeres con endometriosis, mientras que un 25 % de las mujeres sufren dolor de regla y dolor pélvico. Por tanto, si tienes endometriosis, lo más probable es que presentes dos o más de estos síntomas.

2.6 SÍNTOMAS CÍCLICOS

Por último, es muy importante destacar que, aparte de los síntomas que hemos desgranado en este capítulo, una característica básica de la endometriosis es que muchos de ellos son cíclicos. Es decir, aparecen periódicamente con la menstruación. Los llamamos «catameniales». Por eso, siempre que aparecen síntomas catameniales con la menstruación, es muy importante tener en cuenta la posibilidad de endometriosis, aunque no quiere decir que sea matemático: si una mujer tiene

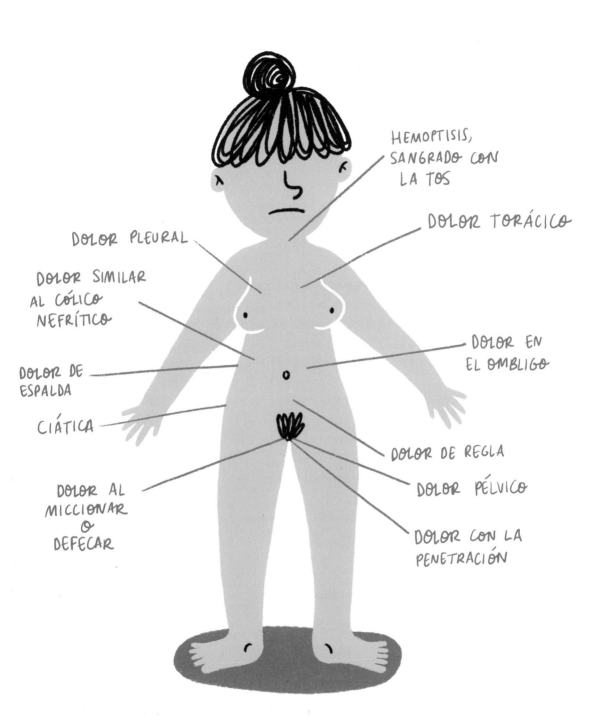

cefalea cada vez que le viene la regla, no significa automáticamente que tenga endometriosis cerebral, pero si aparecen síntomas parecidos en distintas reglas, hay que pensar siempre en esa posibilidad.

Estos síntomas catameniales orientan al médico, muchas veces, en el diagnóstico, siempre y cuando aparezcan con la menstruación. Todos ellos pueden hacer pensar en que haya endometriosis en distintas partes del cuerpo. A continuación, una lista de algunos de ellos:

- rectorragia (hemorragias por el recto)

- disfuria (olor al miccionar)

- hematuria (sangre en la orina)

- dolor similar al cólico nefrítico

- dolor pleural

- dolor torácico

- dolor en el pneumotórax

- hemoptisis (sangrado con la tos)

- ciática

- dolor en el ombligo

EN RESUMEN

1. Los síntomas de la endometriosis, lo que podríamos llamar las «alarmas» o «pistas», son básicamente tres: el dolor, que es la esencia de la enfermedad; las alteraciones de la fertilidad; y, por último, las alteraciones de la menstruación.

2. Hasta ahora se creía que el dolor de la endometriosis no aparecía con la primera regla, sino con el paso de los años. Recientemente se ha comprobado que el dolor intenso aparece en muchas mujeres de los 10 a los 13 años, con la primera menstruación.

3. En estudios realizados a través de cuestionarios, se ha visto que la disfunción sexual entre las mujeres con endometriosis es más del doble que entre las mujeres sin ella.

4. Un dolor muy típico en las mujeres con endometriosis es el dolor durante las relaciones sexuales, que se produce por la existencia de focos de endometrio fuera de sitio localizados en el fondo de la vagina.

5. No todas las mujeres con endometriosis son estériles ni todas las mujeres estériles tienen endometriosis, pero sí que hay una relación: entre un 30 y un 40 % de las mujeres con endometriosis son infértiles o tienen problemas para quedarse embarazadas.

Capítulo 3

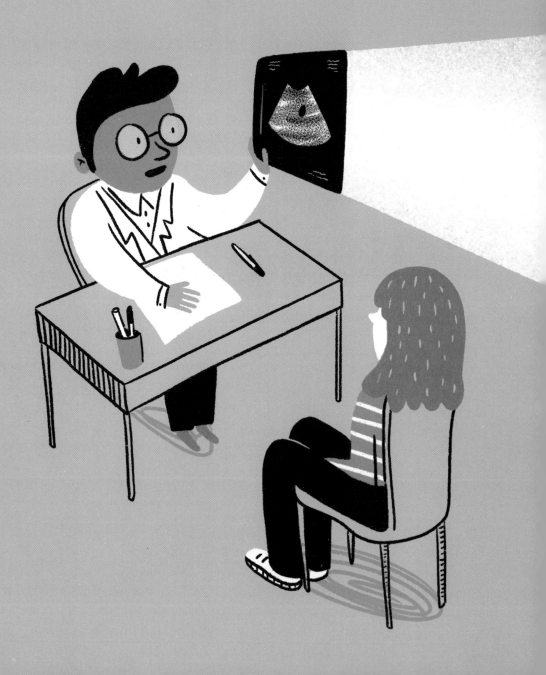

el
DIAGNÓSTICO

3.1 EL DIAGNÓSTICO QUE LLEGA TARDE

Diagnosticar endometriosis es muy fácil y debería hacerse de manera pronta y rápida. Sin embargo, en España, desde que la mujer presenta el primer síntoma hasta que un médico le anuncia que sufre endometriosis, han pasado entre 5 y 10 años. Durante ese tiempo la paciente habrá acudido, por lo menos, a más de tres ginecólogos antes de tener un diagnóstico definitivo. ¿A qué se debe este retraso? En mi opinión, a la falta de conciencia y conocimiento en relación con el dolor menstrual por parte de la comunidad médica y de la sociedad en general. A fin de cuentas, hablamos de una enfermedad cuya esfera es puramente femenina.

Tardaron once años en diagnosticarme, ya era bastante tarde. No fui víctima de ningún error médico, simplemente era otra época. Todo el mundo en mi entorno pensaba que era normal, que «me dolía mucho la regla» y ahí se quedaba todo. **PILAR**

El machismo sutil existente sigue haciendo mucho daño a nuestra sociedad en general y a las mujeres en particular. Estoy plenamente convencido de que, si fuesen los hombres los que tuvieran esta enfermedad y con ello dolor de genitales durante 4, 5 o 6 días al mes, probablemente la endometriosis se conocería mucho más y habría habido avances al respecto. Hemos de aceptar que nuestra sociedad sigue siendo patriarcal y que, desde tiempos inmemoriales, se nos ha dicho que la regla es dolorosa y que hay que aceptarlo, aunque ese dolor impida que las mujeres se levanten de la cama.

Existen estudios que intentan especificar cuál es la causa de este retraso, como el de la doctora Ballard, de Londres, en el que señala causas de diferentes niveles:[1]

1. **Nivel de la paciente**, que normaliza los síntomas. Son las mismas mujeres las que ven el dolor como algo normal: «tengo reglas malas», «en mi familia todas hemos tenido periodos muy dolorosos». Por el contrario, otras, aunque piensan que no es normal, tienen vergüenza de mostrarse como personas débiles, incapaces de soportar un dolor de regla: «todas las mujeres tienen la regla y solo yo soy incapaz de soportarla».

2. **Nivel familiar**, en el que madres, hermanas, tías u otras familiares que también padecen o han padecido dolores menstruales intensos muchas veces normalizan los experimentados por la paciente.

3. **Nivel de médico de familia**, que normaliza el dolor menstrual o incluso lo atribuye a causas puramente psicológicas. Y cuando se ofrece un tratamiento, como la píldora, se recetan pastillas sin un diagnóstico claro o incluso sin enviar a la paciente a un especialista para descartar la enfermedad.

---

[1] Ballard, K.; Lowton, K.; Wright, J., «What's the delay? A qualitative study of women's experiences of reaching a diagnosis of Endometriosis», *Fertility and Sterility* (noviembre de 2006); 86(5):1296-1301. doi: 10.1016/j.fertnstert.2006.04.054.

Sea al nivel que sea, es evidente que las mujeres con esta enfermedad sufren y aguantan mucho, y lo que en realidad les ocurre es que están enfermas, no inventan el dolor y, por supuesto, no se debe a causas psicológicas.

Nunca supe que tenía endometriosis hasta que quise quedarme embarazada. En ese momento empezaron las muchas, muchísimas visitas médicas. Me derivaban de un especialista a otro. Pruebas, pruebas y más pruebas. Algunas bastante duras. Al final, me diagnosticaron endometriosis, motivo de mi infertilidad. **TXELL**

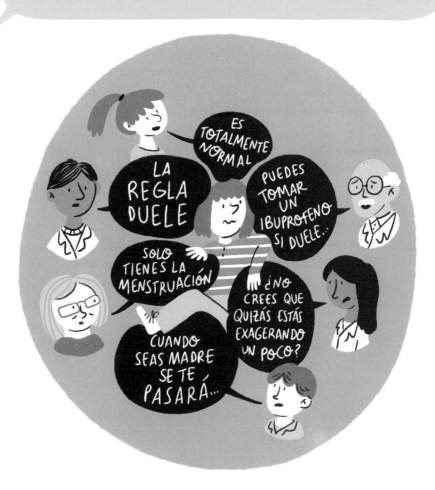

3.2. LA IMPORTANCIA DE LA HISTORIA CLÍNICA

El proceso diagnóstico debería consistir en una adecuada evaluación clínica por parte del médico, ya que el diagnóstico en sí es sencillo. El quid de la cuestión está en escuchar a la paciente. Para ello, debe hacerse una historia clínica adecuada con las preguntas adecuadas.

A continuación, detallo algunas de las preguntas que es preciso hacer a las pacientes y que pueden sugerir síntomas de la presencia de endometriosis:

- ¿Sufres dolor de regla intenso?

- ¿Dolor pélvico cíclico y persistente en cada menstruación?

- ¿Dolor en las relaciones sexuales?

- ¿Dolor cíclico al hacer de vientre, sobre todo cuando tienes el periodo o estás ovulando?

- ¿Dolor cíclico al orinar?

- ¿Tienes síntomas que aparecen con cada menstruación y que se localizan en otros lugares: tórax, piel, pared del abdomen?

- ¿Sufres esterilidad?

- ¿Tus reglas son muy abundantes?

- ¿Tienes hinchazón abdominal?

- ¿Pérdidas entre periodos?

- ¿Dolor persistente a pesar de tomar calmantes?

- ¿Hay precedentes de endometriosis en tu familia?

Asimismo, existen síntomas que la mujer puede explicar, pero que no son sugestivos de endometriosis, como:

- **Cólicos** fuera de la menstruación.

- **Falta de regla.**

- **Estreñimiento o diarrea graves**, no cíclicos con la menstruación, por lo que tienen más que ver con un colon irritable.

- **Cólico renal**, que puede guardar relación con la presencia de piedras en el riñón.

- **Síntomas urinarios continuos**, no cíclicos, como sangre en la orina, que puede estar relacionado con una cistitis.

- **Dolores relacionados con la cirugía**, por ejemplo, después de haber tenido una apendicitis o una peritonitis, por lo que posiblemente sean adherencias secundarias a la cirugía.

Ante todo, no se debe iniciar la exploración física antes de hacer la historia clínica, ya que esta última puede aportar datos esclarecedores.

Durante la exploración pueden encontrarse síntomas que desvelen una endometriosis: por ejemplo, si el fondo de la vagina es nodular, duro e incluso se observan nódulos con el espéculo. También se puede ver el útero girado hacia atrás, en retroversión —la misma enfermedad lo retrae—, o localizar masas ováricas que correspondan a endometriomas ováricos.

También se pueden observar contracturas de los músculos de la matriz (aunque pueden no significar endometriosis); alodinia, que es el dolor excesivo en la exploración; dolor a estímulos que no deberían serlo y eso hace pensar en enfermedades distintas a la endometriosis o en masas, como miomas, que no tengan que ver necesariamente con ella.

Una vez acabada la historia clínica, evaluados los síntomas actuales y hecha la exploración física, deben indicarse las pruebas complementarias, que son las que ayudarán a definir el diagnóstico.

Desde muy joven empecé con revisiones ginecológicas y en ellas me decían que estaba todo normal, que tenía un útero en retroversión, que cuando me quedase embarazada los dolores se irían. Cuando tenía unos treinta años, empezaron a hacerme pruebas del aparato digestivo y, de nuevo, todo normal. De los treinta a los cuarenta, pruebas de digestivo, de urología, y todo normal, hasta que a los cuarenta años me diagnosticaron un endometrioma y atrapamiento del uréter, y ahí decidieron operar. **EUNICE**

3.3 LAS PRUEBAS PRINCIPALES

Hay dos pruebas que son especialmente útiles: la ecografía y la resonancia. Las dos han demostrado ser eficaces siempre que las estudien profesionales que sepan leer correctamente los resultados. La ecografía es una prueba sencilla y rápida basada en el uso de ultrasonidos, que realiza el ginecólogo en la consulta, normalmente por vía transvaginal. La resonancia se basa en el uso de energía magnética y suele practicarse en un hospital o centro especializado. En mi opinión, a pesar de que se complementan, la mejor prueba es la ecografía, ya que es más sencilla, el resultado es inmediato y hoy en día todos los ginecólogos tienen un ecógrafo en su consulta.[2] En casos en los que el diagnóstico no está claro, se puede pedir la resonancia.

Diagnosticar un endometrioma (quiste ovárico de chocolate) es muy sencillo, porque es una de las imágenes más características que puede ver un ginecólogo. Una vez diagnosticado el quiste, existen modelos predictivos capaces de informarnos de qué mujeres con endometriomas son más proclives a sufrir endometriosis profunda asociada, que es la forma más grave de la enfermedad, por lo que es lo primero que se debería descartar. Con la ecografía y tres preguntas sobre la intensidad del dolor, si ha sido intervenida y si ha tenido embarazos previos, podemos conocer de forma muy clara la situación de la paciente.

El grupo IDEA (International Deep Endometriosis Analysis), formado por ginecólogos internacionales, describe cuatro pasos para conseguir un mapa completo del estado de la endometriosis de la mujer:[3]

---

[2] Ros, C.; Martínez-Serrano, M. J.; Rius, M.; Abrao, M. S.; Munrós, J.; Martínez-Zamora, M. Á.; Gracia, M.; Carmona, F, «Bowel Preparation Improves the Accuracy of Transvaginal Ultrasound in the Diagnosis of Rectosigmoid Deep Infiltrating Endometriosis: A Prospective Study», *Journal of Minimally Invasive Gynecology* (noviembre-diciembre de 2017); 24(7):1145-1151. doi: 10.1016/j.jmig.2017.06.024. Epub 30 de junio de 2017.PMID: 28673872

[3] Guerriero, S.; Condous, G.; Van den Bosch, T.; Valentin, L.; Leone, F. P.; Van Schoubroeck, D.; Exacoustos, C.; Installé, A. J., Martins, W. P.; Abrao, M. S.; Hudelist, G.; Bazot, M.; Alcazar, J. L.; Gonçalves, M. O.; Pascual, M. A.; Ajossa, S.; Savelli, L.; Dunham, R., Reid, S.; Menakaya, U.; Bourne, T.; Ferrero, S.; Leon, M.; Bignardi, T.; Holland, T.; Jurkovic, D.; Benacerraf, B.; Osuga, Y.; Somigliana, E.; Timmerman, D., «Systematic approach to sonographic evaluation of the pelvis in women with suspected endometriosis, including terms, definitions and measurements: a consensus opinion from the International Deep Endometriosis Analysis (IDEA) group», *Ultrasound in Obstettrics & Gynecology* (septiembre de 2016); 48(3):318-332. doi: 10.1002/uog.15955. Epub 28 de junio de 2016.

1. Observar **útero y ovarios**, buscar la presencia de quistes ováricos, anomalías en las trompas y si existen criterios de adenomiosis (endometrio en el músculo).

2. Observar si hay **marcadores blandos** (*soft markers*), es decir, adherencias entre las diferentes estructuras pélvicas. Si el intestino está pegado al útero o a los ovarios, si todo se mueve en bloque, esto será un indicativo de la enfermedad, al igual que las zonas sensibles o dolorosas al tacto.

3. Observar el **fondo del abdomen** (el saco de Douglas), ver si está libre o lleno de líquido.

4. Observar si hay **nódulos** de endometriosis profunda: duros, estrellados, vascularizados..., tanto entre el útero y la vejiga como entre el útero y el intestino.

3.4. LAS PRUEBAS COMPLEMENTARIAS

Además de las pruebas principales, ecografía y resonancia, para algunos casos concretos son necesarias algunas pruebas especiales. Si tenemos en cuenta que otra de las localizaciones frecuentes de la endometriosis, además de la pelvis y la zona intestinal, es el sistema reno-vesical, es aconsejable realizar pruebas de imagen relacionadas con el sistema urinario:

- **Urografía intravenosa:** Es una radiografía de los riñones y de los uréteres, el conducto que baja del riñón a la vejiga. Se utiliza cuando hay sospechas de lesiones urilaterales.

- **Cistoscopia:** Consiste en introducir en la vejiga un pequeño tubo conectado a una cámara de vídeo para poder ver el interior.

- **Ecografía reno-vesical**: Ayuda a ver si los riñones están dilatados, ya que si la endometriosis afecta tanto a los uréteres como para obstruirlos y no dejar pasar la orina (lo que se conoce como «estenosis»), los riñones se dilatan.

- **Renograma:** Es un estudio con isótopos que nos informa de cuál es la función exacta del riñón y, si este trabaja menos, de cuál es el grado de afectación.

Tampoco podemos descartar las pruebas relacionadas con el sistema digestivo:

- **Ecoendoscopia transrectal:** Consiste en mirar los últimos tramos del aparato digestivo, el recto y la parte inferior del sigma, para poder valorar las lesiones.

- **Clonoscopias:** Sirve para ver el interior del intestino hasta prácticamente el final de este, incluso la parte final del intestino delgado.

- **Enemas opacos de doble contraste:** Ayuda a ver, sobre todo, las lesiones que afectan a la parte más interna del recto y del intestino.

Si sospechamos que puede haber lesiones extrapélvicas —en el cerebro, en el tórax, en la pared del abdomen...—, se utilizarán las pruebas necesarias que arrojen luz para determinar el grado de la enfermedad. Estas pruebas dependerán de las características de cada caso: para la sospecha de endometriosis torácica se indica un TAC; para la sospecha de endometriosis en la vejiga, una cistoscopia; etc. Por otro lado, la laparoscopia diagnóstica es una técnica que hace 20 años hubiera sido la mejor manera de diagnosticar la endometriosis, pero hoy en día se sabe mucho más sobre la enfermedad y las pruebas de imagen son más precisas y resolutivas en cualquier lesión de endometriosis profunda o en el caso de endometriomas ováricos. Por ello, actualmente muchos médicos insistimos en que no deben hacerse este tipo de prácticas, ya que suponen que la paciente pase por un quirófano, con el riesgo anestésico que eso supone.

Si todas las pruebas han sido negativas y la paciente sigue con síntomas, se llevan a cabo test con medicamentos específicos para el tratamiento de la endometriosis. Si la respuesta de la paciente es positiva, el diagnóstico está claro. Los medicamentos que se usan en estos casos son o anticonceptivos orales en pauta continua, para que la mujer se quede sin regla, ya que le estamos diciendo al cuerpo que está embarazado, o análogos del factor liberador de gonadotropinas, que es la hormona que el cuerpo utiliza para inhibir la secreción de hormonas femeninas y que imitaría la menopausia. En ambos casos, si la mujer tiene endometriosis, el dolor disminuirá de manera significativa.

3.5. ERRORES DE DIAGNÓSTICO

A pesar de todo lo explicado, aún sigue habiendo errores diagnósticos. A mi juicio, se debe a que no se tiene presente la enfermedad, porque el diagnóstico de endometriosis en sí es sencillo. Pero no debemos obviar que la medicina es compleja y, en ocasiones, puede confundirse con otra enfermedad.

Dejando de lado aquellos casos en los que se atribuye al histerismo o a los problemas psicológicos de la mujer, los principales errores diagnósticos son los que se confunden con enfermedades que también

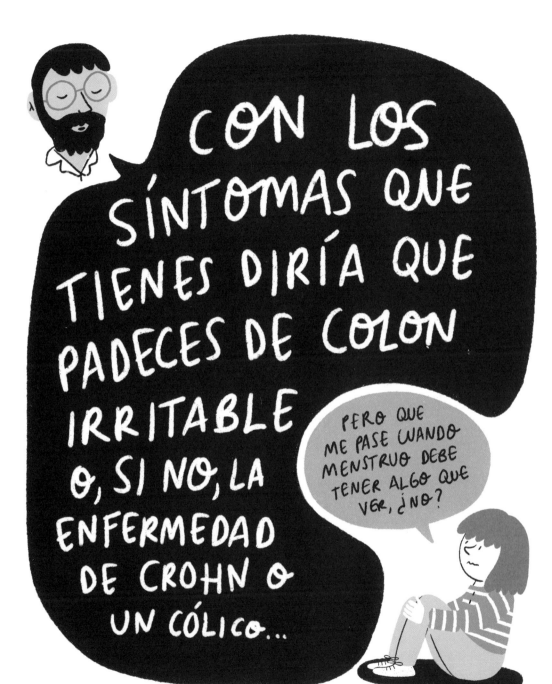

producen dolor. Uno de los más frecuentes es el colon irritable, una enfermedad de síntomas digestivos: hinchazón intestinal, diarrea, estreñimiento, espasmos intestinales... Síntomas que pueden ser frecuentes en mujeres con endometriosis, pero como no se tiene en cuenta si estos empeoran durante la menstruación, muchas veces se pasa por alto.

Aún recuerdo las palabras del que se supone que era un experto ginecólogo después de operarme y después de encontrarme un quiste: «Ah, tranquila, ¿eh?, que no es endometriosis»... «¿Endome... qué?», contesté yo. Entonces empecé a investigar por mi cuenta y vi que todos los síntomas que tenía y todo lo que me pasaba era esa palabra que no sabía ni pronunciar. Años más tarde y después de múltiples tratamientos de fecundación *in vitro* frustrados, me dijeron de nuevo esa palabra, pero esta vez en sentido contrario: «Tienes endometriosis y es grave». Creo que mi cara lo dijo todo, pero decidí confiar en ese médico que con una simple ecografía me hizo un diagnóstico de verdad. **AIDA**

Otro caso puede ser la enfermedad de Crohn, una enfermedad intestinal inflamatoria con síntomas también muy parecidos: hinchazón abdominal, rectorragias, masas extrañas en el intestino...

También se asocian enfermedades urinarias, como el cólico nefrítico y la vejiga hiperactiva (micciones repetidas, imperiosas o de urgencia), que, sobre todo, tienen que ver con la adenomiosis.

En algunos casos de presentación aguda de los síntomas, se puede confundir también con otras enfermedades ginecológicas, como la enfermedad inflamatoria pélvica (EIP) o una torsión de ovarios.

En definitiva, hay muchas enfermedades que se confunden con la endometriosis y otras que se asocian a ella, como la fatiga crónica o la fibromialgia.

EN RESUMEN

1. La falta de conciencia y conocimiento en relación con el dolor menstrual por parte de la comunidad médica y de la sociedad en general es la principal causa de que el diagnóstico llegue pasados entre 5 y 10 años desde que la mujer presenta el primer síntoma.

2. El proceso diagnóstico debería consistir en una adecuada evaluación clínica por parte del médico: el quid de la cuestión está en escuchar a la mujer, y, para ello, debe hacerse una historia clínica adecuada con las preguntas adecuadas.

3. La ecografía y la resonancia son dos pruebas diagnósticas especialmente útiles. Las dos han demostrado ser eficaces siempre que las estudien profesionales que sepan leer correctamente los resultados.

4. La laparoscopia diagnóstica es una técnica que hace 20 años fue la mejor manera de diagnosticar la endometriosis, pero actualmente muchos médicos insistimos en que no debe hacerse laparoscopia diagnóstica, ya que la mujer debe pasar por un quirófano, con el riesgo anestésico que eso supone.

5. Si todas las pruebas han sido negativas y la mujer sigue con síntomas, se llevan a cabo test con medicamentos específicos para el tratamiento de la endometriosis (anticonceptivos orales en pauta continua o análogos del factor liberador de gonadotropinas). Si la mujer tiene endometriosis, el dolor disminuirá de manera significativa.

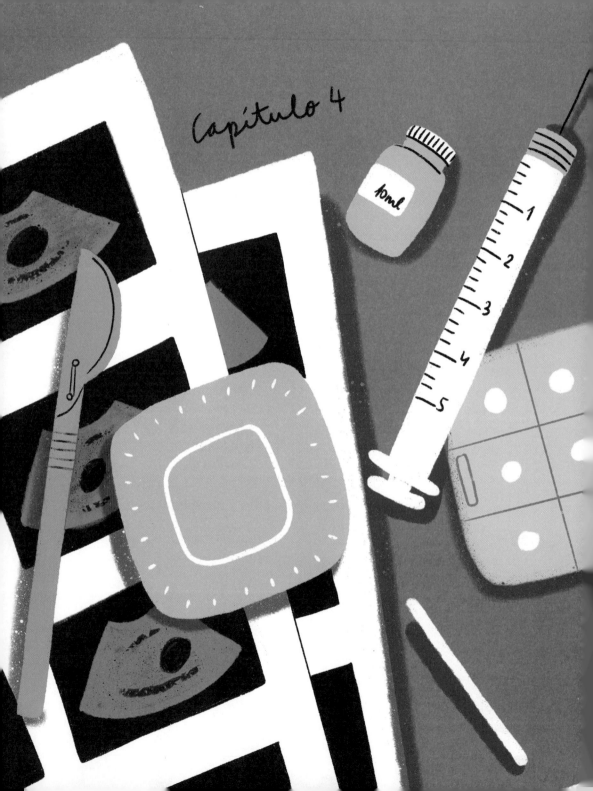

Capítulo 4

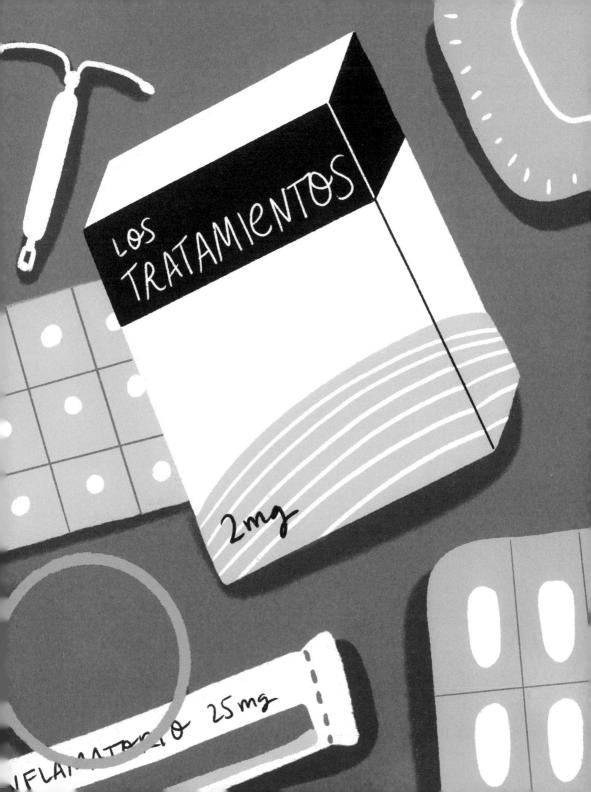

4.1 ENTENDER EL DOLOR

El tratamiento de la endometriosis no es el mismo según lo que se vaya a tratar: el dolor o la fertilidad. Por desgracia, excepto la cirugía, de la cual hablaré en un apartado aparte, no existe ningún tratamiento que sea capaz de mejorar el dolor y la fertilidad a la vez. Posiblemente aparezca en un futuro, ya que empiezan a surgir algunos tratamientos experimentales que sugieren esa combinación, pero no en la actualidad.

Vamos a empezar por intentar entender qué es el dolor, porque es una condición imprescindible para poder tratarlo. Percibimos el dolor como una sensación desagradable que produce el cerebro en respuesta a la estimulación de unos receptores específicos, los nociceptores. La función biológica del dolor es una reacción de defensa, nos avisa de que hay un problema, un riesgo, y hace que nos apartemos de él. Imaginad, como decíamos en un capítulo anterior, una mano en el fuego: el calor de la llama estimula los nociceptores y estos avisan al cerebro —que es el que organiza y ordena lo que hace el cuerpo— de que algo está pasando; este procesa e interpreta la señal de peligro y, a través de los músculos, nos dice que apartemos la mano.

El del fuego es un ejemplo de dolor agudo. En el caso del dolor crónico —aquel que se mantiene durante semanas, meses o años—, el estímulo que lo produce no disminuye y la persona que lo experimenta tiene dolor durante todo ese tiempo. Aquí el significado de dolor es diferente, ya que es capaz de producir trastornos en las células del cerebro que se encargan del procesamiento y el análisis de las células del dolor. El cerebro sigue interpretando esas señales, la función de alerta se mantiene, pero el dolor sigue sintiéndose.

La endometriosis es un caso de dolor crónico y no tiene una imagen visible asociada. Como ya hemos comentado en el capítulo sobre el diagnóstico, los focos de endometriosis peritoneal pueden ser muy dolorosos y pueden no verse, y, por tanto, no diagnosticarse. La señal que llega al cerebro diciendo repetidamente que duele hará que se emitan otras señales de defensa, pero como el cuerpo no va a hacer caso porque no es un dolor agudo —no es un «aparta la mano del fuego»—, cuando vamos al médico, este no ve la lesión.

Lamentablemente, el dolor no se puede objetivar, no es como la fiebre, que podemos medirla con el termómetro; no existe un «dolorímetro», y eso hace que dependamos de que el médico nos crea o no. Si no hay una lesión visible cuando se explora, el dolor hará que las células correspondientes se vuelvan locas y pensemos: «Estoy recibiendo señales de dolor, pero no tengo nada, los médicos no ven nada; quizá sean imaginaciones mías». Ante esta situación pueden pasar dos cosas: una, que se dejen de mandar esas señales; o dos, lo que es mucho más frecuente, que se sigan recibiendo las señales, pero que no se atiendan, lo que aumentará su intensidad. Cuando esto ocurre, las células del cerebro se excitan y entran en lo que se llama «sensibilización central»; es decir, todas las células del sistema nervioso que se encargan de la transmisión y el procesamiento del dolor (las neuronas de la médula espinal, las de la corteza cerebral...) se hiperexcitan haciendo que se «contagien» las células de al lado, y estas contagian a las de más allá, y estas a las de aún más allá. Al final, todas las células encargadas de recibir las señales del dolor funcionan mal y la paciente empieza a sentir dolor generalizado; donde en un principio no le dolía ahora le duele, y este dolor se produce ante cualquier estímulo, incluso por una caricia o el roce de la ropa.

En ese caso, cuando por fin se va al médico y este diagnostica correctamente la enfermedad, se opera y se eliminan todos los focos de endometriosis, la paciente sigue con dolor porque no se están tratando esas células cerebrales excitadas que siguen enviando señales equivocadas. Por eso es tan importante el diagnóstico y el tratamiento precoz de la endometriosis, para evitar estos síndromes de sensibilización central, para los que existen tratamientos y que producen tanto sufrimiento a las pacientes.

4.2 LO PRIMERO QUE HAY QUE SABER

El primer escalón terapéutico de la endometriosis son los analgésicos: los suaves tipo antiinflamatorio, ibuprofeno o Enantyum®, que son siempre el primer paso en el tratamiento. Pero el gran problema es que muchas mujeres sufren síntomas muy intensos, que no mejoran con estos fármacos. Pueden ser una solución para las chicas jóvenes, para las mujeres con dolores leves o para aquellas que están buscando un embarazo y no pueden tomar hormonas, pero son pocas las pacientes a las que les basta con un tratamiento únicamente con antiinflamatorios, por lo que se prescriben fármacos más específicos.

En la actualidad, los más eficaces son las hormonas, que, a través de diferentes mecanismos, van a buscar la atrofia del endometrio ectópico, el que está fuera de sitio. Por desgracia, a pesar de su eficacia, ningún fármaco hormonal va a conseguir curar la enfermedad. Durante el tratamiento las mujeres se encontrarán mucho mejor, estarán casi asintomáticas, y esto va a hacer que vuelvan a tener calidad de vida, pero estos fármacos «duermen» la enfermedad, y lo habitual es que cuando se interrumpe el tratamiento, los síntomas aparezcan al cabo de un tiempo más o menos largo.

Y es que la endometriosis es una enfermedad crónica que solo se cura, en la mayoría de los casos, aunque no en todos, con la menopausia.

Podemos mejorar los síntomas desde dos perspectivas: la primera, simular un estado hormonal de la mujer similar al del embarazo; la segunda, conseguir un estado parecido al de la menopausia. Buscamos estos casos porque en ellos la mujer no sangra, pues recordemos que los síntomas se producen por el sangrado de las lesiones del endometrio ectópico. Ambos estados tienen efectos secundarios, aunque los relativos al pseudoembarazo son infinitamente más tolerables y menos graves. Los de la menopausia son mucho más desagradables en general: sofocación, atrofia vaginal, nerviosismo, insomnio, osteoporosis... (se utilizan como tratamientos de prueba durante poco tiempo).

Es importante destacar que el tratamiento hormonal no produce ninguna alteración sobre la fertilidad. Muchos de estos fármacos son anticonceptivos y tienen un efecto anovulatorio; ya sea porque la mujer está «embarazada» o «menopaúsica», no puede quedarse embarazada, lo que confirma esto que comentábamos al principio del capítulo: no se pueden tratar simultáneamente la fertilidad y el dolor. Existe la falsa creencia de que puede disminuir la fertilidad, pero no es cierto, ni la mejora ni la empeora. Si una mujer tiene una fertilidad determinada con el tratamiento, tras interrumpirlo, seguirá siendo la misma, a no ser que hayan pasado muchos años y, a causa de la edad, su fertilidad haya empeorado. A muchas mujeres les preocupa esta cuestión y por eso tenemos que insistir en que, después de un tratamiento hormonal, podrán quedarse embarazadas con la misma facilidad o dificultad previas, con la única diferencia notable de la edad.

Otro aspecto importante en cuanto al tratamiento de la endometriosis es la indicación, es decir, cuándo es conveniente empezar a tratar. La respuesta es clara: únicamente hay que hacerlo en el momento en que la mujer tenga síntomas, si está asintomática y no hay una lesión grave de un órgano (vejiga, vagina, uréter, intestino...), no es necesario. Hay que tener en cuenta que la infertilidad es un síntoma; es decir, una mujer que no tenga dolor, pero que sea infértil, tiene que ser tratada, aunque no desee un embarazo y no sufra dolor.

En definitiva, solo debemos tratar a aquellas mujeres cuya calidad de vida podemos mejorar, porque no debemos olvidar que todos los tratamientos pueden tener efectos secundarios.

Mi endometriosis, que había llegado a alcanzar 7,5 cm en un año y medio, se redujo hasta los 3,4 cm cuando empecé el tratamiento hormonal. En un principio utilicé el aro vaginal y luego, al poco, cambié a la toma diaria y sin intervalos de las pastillas, porque mi doctora no veía que avanzara lo que ella esperaba. Con esto no quiero decir que esté conforme con que la solución sea que tengamos que conformarnos con medicarnos para siempre, pero sí es cierto que este tratamiento ha hecho posible que podamos ser padres. **SARA**

4.3 TRATAMIENTOS HORMONALES

4.3.1 GESTÁGENOS

El ovario de la mujer segrega dos grandes tipos de hormonas: estrógenos y gestágenos, que tienen efectos diferentes. Los estrógenos estimulan el crecimiento del endometrio en el útero durante la primera fase del ciclo hasta la ovulación; tras ella, cuando existe la posibilidad de embarazo, disminuye la producción de estrógenos. En este punto pasan a producirse en mayor cantidad los gestágenos, el más abundante de los cuales es la progesterona —cuyo máximo representante es el estradiol—, responsable de que el endometrio se llene de nutrientes para que el posible embrión pueda alimentarse durante los primeros días de vida. Dados en dosis mucho más altas y continuadas, los gestágenos naturales atrofian el endometrio, motivo por el cual se recetan como el principal tratamiento hormonal de la endometriosis.

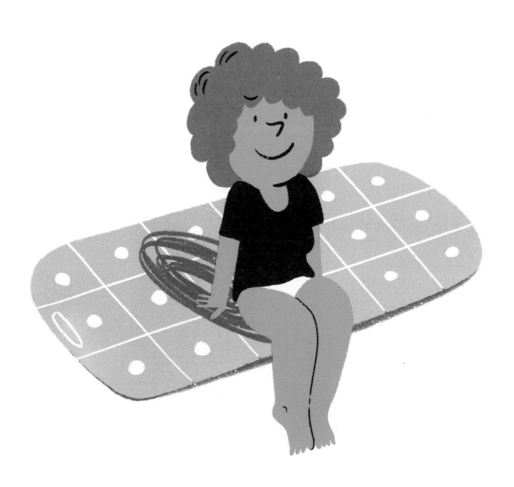

Hay muchos tipos de gestágenos y se clasifican en grupos según su acción, su estructura química o si son de primera, segunda o tercera generación. Estas hormonas estimulan sus propios receptores, pero también los de los andrógenos y los de otras hormonas, como las mineral-corticoides, que se encargan de regular la función del riñón, producir más o menos orina y retener más o menos líquido. Según cómo actúe el gestágeno, habrá efectos más o menos secundarios, debido a la acción sobre los receptores de otras hormonas, y esto repercutirá en cómo la paciente va a tolerar y a vivir el tratamiento.

Los gestágenos más usados son la noretisterona, el dienogest, el desogestrel y el levonorgestrel. Pero en España solo los dos primeros se reconocen como tratamiento de la endometriosis. Las diferencias entre ambos y con el resto de los fármacos son mínimas, son todos muy parecidos en cuanto a eficacia, y lo que los distingue es la tolerancia de la mujer. Puede haber algunos gestágenos que produzcan más acné, hagan retener más líquido o tengan más efecto sobre la libido. Esto dependerá de cada uno de ellos y de cada caso particular, por lo que hay que buscar cuál es mejor. Muchas veces esto se hace siguiendo un proceso de prueba y error.

Los gestágenos solos cumplen una función doble porque producen anovulación. Por un lado, disminuyen los estrógenos, y la estimulación del endometrio ectópico disminuye; por otro, atrofian el endometrio, reducen su tamaño y su actividad. En otras palabras: consiguen que la mujer deje de ovular y de generar estrógenos, y, por tanto, de tener síntomas de endometriosis.

En general, estos efectos son efectivamente anticonceptivos, aunque es importante saber que no todos los gestágenos funcionan como tales. Según el que se esté utilizando y la dosis, puede ser que se mantenga en algunos casos la ovulación y, por lo tanto, que exista la posibilidad de embarazo. Debe ser tu médico el que determine cuál es la mejor manera de utilizarlos y, si es preciso, complementarlo con otro método anticonceptivo.

Se pueden administrar por diferentes vías: oral, subcutánea e intramuscular, o en forma de dispositivo intrauterino. Todos tienen ventajas e inconvenientes, pero cuentan con una eficacia muy alta. Los principales efectos secundarios van a depender de cómo se administren; los más graves son muy poco frecuentes, por lo general son leves, y el más común es el mal control del ciclo. Esto ocurre porque, al atrofiarse el endometrio y disminuir los estrógenos, se producen sangrados irregulares, sobre todo durante los primeros meses de tratamiento. Es bastante frecuente y no es grave pero sí muy incómodo. De hecho, hay mujeres que no lo toleran. Además, este sangrado también se produce en los focos de endometriosis, con lo cual puede ser que los síntomas se mantengan todo ese tiempo y tarde más en hacer efecto. Cuando se administra algún tipo de estos gestágenos, como puede ser la noretisterona, se consigue controlar muy bien estos sangrados, por lo que el médico debe tenerlo en cuenta y asesorar al respecto. Si sabemos cuáles van a ser los efectos secundarios, seguramente se tolerarán mejor.

Otro efecto secundario que vemos con frecuencia es precisamente lo que se busca: la amenorrea, la falta de regla, lo que no es nada malo para el cuerpo, ya que la mujer no necesita sangrar para «limpiarse»; al contrario, es beneficioso para las mujeres con endometriosis.

Cuando se administran estos fármacos por otras vías como la subcutánea, en forma de implantes o de bastoncillos que se ocultan y que se colocan debajo de la piel, los efectos secundarios son muchas veces los sangrados irregulares, aunque también es frecuente la amenorrea.

Lo mismo ocurre con los dispositivos intrauterinos liberadores de gestágenos: cuando se colocan, un porcentaje alto de pacientes tiene un sangrado muy moderado, que enseguida se convierte en casi una amenorrea. Por esta vía, al no pasar a la sangre, se mantiene la ovulación y disminuyen mucho los efectos secundarios. El único inconveniente es que el dispositivo es relativamente grueso y para algunas mujeres que no han dado a luz puede ser incómodo de colocar y

TRATAMIENTOS HORMONALES

3ª opción: Inhibidores de la aromatasa y otros

2ª opción: Análogos GnRH

1ª opción: Anticonceptivos hormonales combinados o gestágenos solos

El tratamiento estándar de la endometriosis es el tratamiento hormonal acompañado en ocasiones de cirugía.

TRATAMIENTOS COMPLEMENTARIOS COMPATIBLES CON LOS TRATAMIENTOS HORMONALES

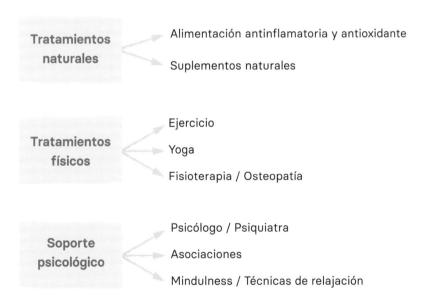

Tratamientos naturales
- Alimentación antinflamatoria y antioxidante
- Suplementos naturales

Tratamientos físicos
- Ejercicio
- Yoga
- Fisioterapia / Osteopatía

Soporte psicológico
- Psicólogo / Psiquiatra
- Asociaciones
- Mindulness / Técnicas de relajación

Hay muchas opciones de tratamientos complementarios compatibles. Las mujeres deben elegir el «vestido» que más les conviene en función del momento vital en el que se encuentren.

producirles alguna molestia; incluso en algunas pacientes los dolores son tan intensos que se deben quitar, aunque por suerte no es la norma.

Por vía intramuscular se provoca un patrón de sangrado irregular como en todos los casos, pero rápidamente se da la amenorrea. El problema es que consigue una inhibición prácticamente total de la función del ovario, con lo cual provoca una disminución muy importante de los niveles de estrógenos. Esto puede dar lugar a algún sofoco o problemas de este tipo, pero sobre todo puede producir falta de calcio en los huesos por la carencia de estrógenos. Por este motivo, no se aconseja a largo plazo en mujeres jóvenes.

Otros efectos secundarios son los dolores de cabeza, relativamente frecuentes pero menos comunes que en aquellas mujeres que toman estrógenos, y casi nunca son intensos, aunque en algunos casos pueden obligar a suspender el tratamiento. Algunas mujeres también se quejan de un aumento moderado de peso, pero es cierto que muchas de ellas se administran las hormonas por vía oral e intramuscular (con el DIU no ocurre, porque este no pasa por la sangre). Otras sufren mastalgia, dolor de pecho, turgencia mamaria; a veces, también causan acné y, en ocasiones, producen alteraciones psicológicas con una tendencia a la depresión y la tristeza (si este efecto es muy intenso, la administración del fármaco debe interrumpirse).

En resumen, la gran ventaja de este tipo de fármacos es que no producen efectos desde el punto de vista de la hipertensión, la enfermedad cardiovascular, la hemorragia cerebral, la trombosis, el ictus, la embolia, por lo que incluso se les puede administrar a mujeres mayores que fumen, con riesgo cardiovascular elevado o enfermedades vasculares graves.

Después de conseguir mi sueño de ser madre, tenía pánico a volver a sentir dolor; tenía una hija y debía cuidar de ella. Empecé con un tratamiento hormonal en pastillas, y funcionó. No tenía prácticamente menstruación, alguna pérdida, pero eso me ayudaba mucho. En la actualidad tengo puesto un DIU Mirena® y puedo decir que me encuentro muy bien; algún día tengo alguna pequeña molestia, pero se resuelve con un simple antiinflamatorio. **AIDA**

Es preciso destacar, por último, que se puede utilizar a los pocos días de haber dado a luz e incluso mientras la mujer está lactando, porque ni pasa a la leche ni inhibe su producción.

Relevancia de los niveles de estradiol en la endometriosis

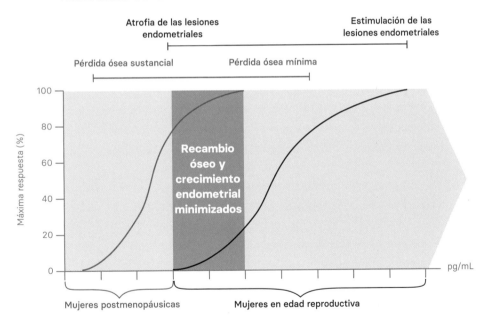

Mantener los niveles de estradiol controlados es muy importante en el tratamiento de la endometriosis. Como muestra la gráfica, hay que procurar mantenerlos dentro de la zona oscura; en un equilibro entre la masa ósea disminuida y el exceso de estradiol.

4.3.2 ESTRÓGENOS

Los estrógenos son, posiblemente, uno de los fármacos más utilizados en el tratamiento de la endometriosis. Esto puede parecer extraño, ya que estimulan el crecimiento del endometrio, pero en dosis bajas evitan los efectos secundarios de los gestágenos; es decir, los sangrados irregulares y también los que se producen en los focos ectópicos de endometriosis, por lo que el dolor desaparece.

Se pueden administrar por diferentes vías: oral, que es lo más frecuente; cutánea, en forma de parche; transvaginal, en forma de aro. Todas son eficaces y todas tienen efectos secundarios más o menos parecidos. La diferencia principal es que los niveles de hormonas en sangre son mucho más estables en las mujeres que usan el aro o el parche que en las que toman pastillas, y, al parecer, esto hace que la tolerancia sea mayor en los primeros casos. Pero al igual que los gestágenos, hay que hacer un tratamiento de prueba y error para saber cuál es el mejor para cada paciente.

Los tratamientos hormonales combinan siempre un gestágeno que varía y dosis bajas de un estrógeno para evitar el sangrado. Si no hay olvidos, la eficacia anticonceptiva es prácticamente del 100 % y los efectos secundarios suelen ser frecuentes, pero casi nunca son graves.

Sin embargo, las mujeres de más de 35 años y fumadoras no deberían tomar estrógenos ni tampoco las que tengan tendencia a las enfermedades trombóticas. Otros efectos secundarios menos frecuentes tienen que ver con náuseas; molestias mamarias; ganancia de peso; cloasma (una coloración amarronada alrededor de la boca y en las mejillas); acné; crecimiento de vello; alteraciones psicológicas, como cambio de humor, tendencia a la depresión y al enfado, o disminución de la libido. En general, la tolerancia es alta y mejora mucho la calidad de vida, pero hay que hacer un seguimiento para controlar los efectos secundarios a través de analíticas pautadas por el médico.

4.3.3. ANÁLOGOS

El otro gran grupo de hormonas que se utilizan para el tratamiento de la endometriosis son los análogos del factor liberador de gonadotropinas. Hemos hablado de dos tipos de tratamientos: el que simula un embarazo y el que lleva a un estado de pseudomenopausia. Pues bien, este segundo es el que se consigue a través de los análogos.

El mismo cuerpo produce las gonadotropinas y su función es liberar las hormonas que hacen funcionar el ovario. Pasan a la sangre a través de una secreción intermitente muy pequeña, pero cuando el nivel en sangre se mantiene alto y constante, se produce el efecto contrario: inhibe la secreción de la hormona que debería hacer funcionar los ovarios. Por eso, cuando se administra se consigue el estado de pseudomenopausia.

El problema de estos fármacos, administrados por vía intramuscular, son los efectos secundarios, similares a los síntomas de la menopausia: sofocos, insomnio, alteraciones del estado de ánimo, sudoraciones, cefaleas, sequedad vaginal o pérdida de masa ósea. Por este motivo no se pueden usar a largo plazo ni demasiado a menudo.

Los análogos se prescriben en mujeres con endometriosis que no mejoran con el tratamiento médico hormonal estándar. En ocasiones, se usan junto a un tratamiento con dosis bajas de estrógenos y algunos otros fármacos que protegen los huesos para prevenir su descalcificación.

4.4 TRATAMIENTOS EXPERIMENTALES

En la actualidad, además de los tratamientos hormonales estándar, están surgiendo nuevas opciones que en un futuro pueden ser muy útiles para el tratamiento de la endometriosis.

- **Inhibidores de la aromatasa**, que impiden que esta enzima funcione y, por tanto, que fabrique estrógenos. El efecto en la mujer es muy parecido al de la menopausia y es mayor que el de los fármacos análogos. Aunque es un fármaco muy útil, los efectos secundarios que tiene provocan que no se use en la práctica diaria.

- **Antagonistas del factor liberador de gonadotropina**, de venta solo en EE. UU. (aunque en 2021 también estarán disponibles en España), tienen una ventaja y es que se pueden administrar por vía oral, a diferencia de los análogos, que son por vía intramuscular. Los efectos secundarios son los propios de la menopausia.

- **Moduladores selectivos de los receptores de hormonas**, que todavía no se comercializan. Las hormonas entran en la célula mediante un receptor que se lo permite. Algunos estudios han visto que estos moduladores reducen las lesiones de la endometriosis, pero no se ha demostrado en humanos.

- **Los inmunomoduladores y los antioxidantes** no son fármacos hormonales. En la endometriosis el sistema inmune está alterado y con los inmunomoduladores, como la pentoxifilina, este podría mejorar y producir un cierto efecto sobre la enfermedad. Se han realizado muchos estudios al respecto y se han observado beneficios. Sin embargo, no todas las pruebas han sido satisfactorias. Lo mismo pasa con los antioxidantes. Los procesos de estrés oxidativo son muy importantes en la endometriosis y pueden tener que ver con la producción de los focos de la enfermedad. En algunas pruebas se ha visto que los síntomas de dolor se han reducido, pero aún está en una fase experimental. Son fármacos muy prometedores que pueden tener cabida en el futuro.

- Las **estatinas** son fármacos para tratar el exceso de colesterol: en algunos trabajos se ha visto que pueden reducir los focos de endometrio fuera de sitio por su importante efecto antiinflamatorio.

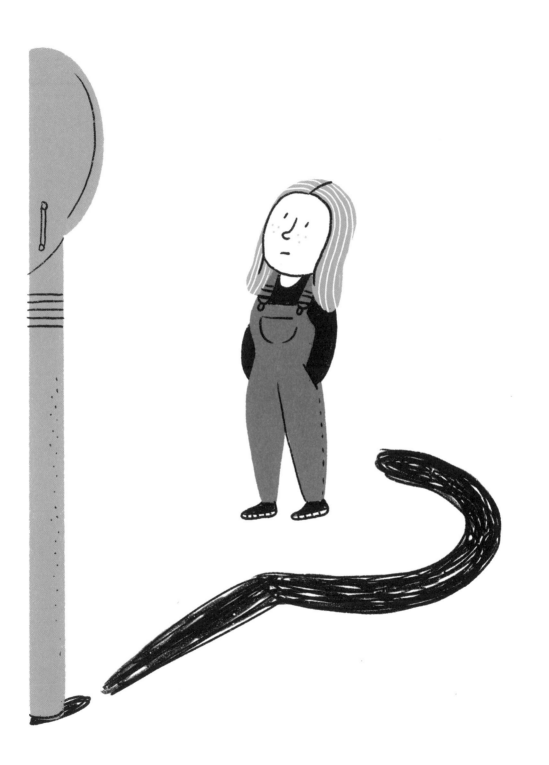

4.5 CIRUGÍA VS. TRATAMIENTO MÉDICO

La duda principal cuando hablamos de tratar la endometriosis es la que evalúa si es mejor el tratamiento quirúrgico o el médico. En primer lugar, no hay una respuesta que sea absolutamente cierta en todos los casos. Esta decisión va a depender de cada mujer y del momento de su vida en el que esté. Sin embargo, hay que tener en cuenta un marco teórico en el que moverse.

De entrada, el tratamiento ha de ser siempre médico. Una mujer que no ha sido nunca tratada debe iniciar un tratamiento médico; la cirugía se debe reservar para aquellos casos en que haya síntomas que no responden a ese tratamiento u otros casos que afecten de manera severa al uréter u otros órganos. También se plantea la cirugía en casos de mujeres estériles que quieren quedarse embarazadas, siempre que la cirugía pueda beneficiar la obtención del embarazo. Y, por supuesto, también es recomendable la cirugía en casos en los que no se pueda excluir con total seguridad un diagnóstico de malignidad. Es, además, imprescindible seguir con el tratamiento médico después de la cirugía.

> Estoy pendiente de una histerectomía total. Aunque me asusta volver a pasar por el quirófano, tengo que reconocer que es algo que presentía que tarde o temprano tendría que hacer. Espero que mi vida mejore un poco.
> **PILAR**

Una vez que se tiene clara la opción de la cirugía, también hay algunas máximas generales que, por supuesto, habrá que ver con cada paciente, pero que nos marcan el ámbito en el que nos movemos. El principio que se debe seguir es ser radical con la enfermedad y conservador con la función: se debe intentar, sobre todo en mujeres jóvenes que nunca han dado a luz o que aún no han completado su deseo gestacional, conservar al máximo la función, no extirpar órganos y mantener la función de los ovarios, pero tratando la enfermedad por completo. En ese sentido, hay que intentar ser lo menos invasivo posible, y por eso optaremos por la laparoscopia, que es menos invasiva que la laparotomía.

También hay que tener en cuenta que no todos los cirujanos están preparados para una operación de estas características, ya que en ocasiones se requiere tanto un equipo multidisciplinar como una experiencia y habilidad quirúrgicas suficientes.

4.5.1 CIRUGÍA DE QUISTES DE OVARIO

Un quiste de ovario o «quiste de chocolate» no es por sí mismo extremadamente doloroso. En general, los quistes de endometriosis aislados producen pocos síntomas y molestias, aunque a veces pueden provocar esterilidad. Cuando un quiste duele es porque suele tener asociada una endometriosis profunda.

En el caso de tener dos quistes pegados entre sí (*kissing ovaries*), que estén detrás del útero y sean dolorosos, es prácticamente seguro que se padece endometriosis profunda. Si, además, existe dolor con la penetración profunda o al defecar, entonces el diagnóstico está claro casi en el 100 % de los casos. Es importante descartar la presencia de endometriosis profunda cuando se diagnostican quistes, porque por su localización bajo el peritoneo puede que no sea fácil de encontrar y puede que en la intervención no se eliminen todos los focos endometriósicos. Parte de la enfermedad se queda y puede progresar de manera rápida y más agresiva. Son riesgos que se pueden asumir, pero es indispensable conocer las consecuencias.

Asimismo, hay que tener en cuenta que la cirugía del quiste puede dañar la función ovárica. El tejido que cubre el quiste es un tejido endometrial fuera de su sitio y está infiltrando el tejido ovárico sano;

al extirparlo, por muy cuidadoso que sea el cirujano, se arranca tejido sano y eso puede dañarlo. Esto es más grave cuando el quiste que se extirpa es de ovario bilateral, porque vamos a dañar los dos ovarios, o cuando se opera a una mujer que ha sido previamente operada del ovario contralateral, pues es como si operásemos dos ovarios, y el riesgo es aún mayor si se opera por segunda vez un mismo ovario. Tengo pacientes muy jóvenes cuya función ovárica ha quedado dañada por la actuación médica y las diferentes operaciones a las que han tenido que someterse.

Por ello, desde hace unos años, algunos médicos hemos decidido cambiar de técnica y, en lugar de extirpar el tejido, destruir el tejido endometrial ectópico utilizando técnicas como el láser conducido por fibra óptica, que permite una mayor precisión, u otro tipo de energías que son más respetuosas con el tejido sano.

4.5.2 HISTERECTOMÍA

La histerectomía es la extirpación del útero, también llamado «matriz», y se ha dicho que es el tratamiento definitivo de la endometriosis. Pues bien, ante esa afirmación hay que ser rotundo: aunque efectivamente es muy probable que el origen del endometrio ectópico sea el endometrio de la cavidad endometrial del útero, lo cierto es que la histerectomía por sí misma no cura la enfermedad; para poder asegurar la curación deberían extirparse todos los focos de endometrio fuera de sitio que existan.

Tres años después de quitarme los ovarios, los síntomas digestivos, urinarios y el dolor seguían. En mi hospital de referencia solo recibía tratamiento para paliar el dolor, no se contemplaba ninguna otra opción. Desesperada en busca de alguna alternativa, encontré un nuevo equipo médico, que, con una sola consulta y con una ecografía hecha por una doctora experta, me propuso practicar una histerectomía y quitar el nódulo que estaba distorsionando el sigma, el final del intestino grueso. Fueron los únicos médicos con los que me sentí tranquila; todo lo que me decían encajaba con mis síntomas. La mañana siguiente a la cirugía, ya había desaparecido el dolor tan molesto e incapacitante que tenía en todo el lado izquierdo. **EUNICE**

Evidentemente, hay casos en los que es preciso practicar esta intervención, sobre todo cuando el útero está enfermo y tiene focos de la enfermedad en el interior, como serían los casos de adenomiosis. Por tanto, es cierto que esta cirugía puede contribuir a mejorar los síntomas, pero si no se han extirpado todos los focos o no se ha tratado de manera adecuada, existen posibilidades de recaída, porque si los ovarios siguen funcionando, la mujer seguirá teniendo focos de endometrio fuera de sitio, seguirá teniendo dolor y no podrá quedarse embarazada.

4.5.3 EXTIRPACIÓN DE OVARIOS

La extirpación de los ovarios, al igual que la histerectomía, merece ser abordada en un capítulo aparte por su importancia. Los ovarios son los encargados de segregar hormonas en la mujer: los estrógenos y la progesterona. Los estrógenos son los responsables del mantenimiento de la endometriosis. En otras palabras, sin estrógenos no habría enfermedad.

Puede parecer una solución obvia, si la mujer está sufriendo, que quitemos los ovarios para que deje de sufrir. Esta afirmación puede ser cierta, pero no en todos los casos: la intervención tiene unos efectos secundarios tan considerables que debe recurrirse a ella solo en casos muy específicos. La falta de hormonas en la mujer va a ocasionar una serie de problemas. Cuando llega la menopausia de manera natural, no queda otra que aceptarlos, pero si se llega de manera drástica, las complicaciones son mucho más terribles, por lo que habría que valorar las consecuencias.

La falta de hormonas influye en la endometriosis y puede tener un efecto beneficioso, pero también afecta a muchos otros órganos del cuerpo. Los huesos son los que se ven más involucrados, porque implica descalcificación, mayor pérdida de masa ósea y mayor riesgo de fracturas patológicas. Asimismo, esta falta de hormonas va a provocar un aumento de peso que conlleva a veces obesidad, más hipertensión y riesgo cardiovascular, y también va a favorecer los depósitos de colesterol en las arterias, lo que causará la menor irrigación de órganos vitales como el cerebro o el corazón.

Con todo ello podemos afirmar que solo se debe recurrir a la extirpación de los ovarios en casos muy específicos de endometriosis profunda y siendo siempre consciente de que es preciso suplir la carencia de hormonas. En el caso de decidir quitar los ovarios, se debe eliminar también toda la enfermedad asociada, porque si no se hace, las hormonas sintéticas que habrá que tomar seguirán estimulando los focos, ya que la endometriosis profunda puede segregar sus propias hormonas y puede alimentarse a sí misma.

> Recupero aquí el caso de una paciente que vino a la consulta con mucho dolor y con la enfermedad muy avanzada. Decidimos extirparle los ovarios. La misma mujer volvió a los siete años con una progresión de la enfermedad que había afectado a los dos riñones y con un cuadro muy complejo, por lo que hubo que intervenirla de nuevo. A pesar de la complejidad de su caso, todo fue bien y un tiempo después se hizo una fecundación *in vitro* a través de donación de óvulos. Después, se le extirpó el útero y en la actualidad se encuentra sana y asintomática.

4.6 DIEZ COSAS QUE NO DEBEN HACERSE EN LA ENDOMETRIOSIS

1. No te deben realizar una laparoscopia exploradora para detectar endometriosis si eres una paciente estéril sin otros síntomas.

2. No te deben hacer una laparoscopia exploradora si eres una mujer joven con síntomas sugestivos de endometriosis sin intentar un tratamiento previo con anticonceptivos hormonales o con gestágenos solos.

3. No te deben hacer una inseminación artificial (con estimulación ovárica o sin ella) si eres una paciente con cualquier tipo o grado de endometriosis y si hay causas de esterilidad asociadas.

4. No te deben hacer una cirugía del endometrioma con el único objetivo de mejorar los resultados de la fecundación *in vitro*.

5. No te deben realizar la extirpación de los focos de endometriosis profunda si eres una mujer asintomática o si tienes síntomas que responden bien al tratamiento médico y no deseas gestación en ese momento.

6. No te deben hacer exploraciones de segunda línea si eres una mujer con endometriosis colorrectal no oclusiva conocida asintomática o si respondes al tratamiento médico.

7. No te deben indicar determinaciones repetidas de marcadores, como el Ca125, si eres una mujer que responde al tratamiento médico y si no se tienen otras sospechas de cáncer de ovario.

8. No debes estar sin tratamiento hormonal si eres una mujer operada de endometriosis (profunda, ovárica) que no desea gestación inmediatamente después de la cirugía.

9. No te deben indicar tratamientos hormonales que no puedan usarse durante un largo tiempo, ya sea por cuestiones de seguridad, tolerancia o precio, sin haber probado antes otras opciones más seguras, mejor toleradas o más baratas, y que estas se hayan mostrado ineficaces.

10. No se debe utilizar cirugía robótica para el tratamiento fuera de trabajos de investigación.

4.7 EL MEJOR TRATAMIENTO

Después de todo lo leído, se puede adivinar fácilmente que ningún tratamiento es la panacea. El mejor tratamiento va a depender de lo que cada mujer desee y necesite. En mi consulta, he tratado a mujeres durante muchos años y he visto que lo que una mujer necesita difiere de lo que precisa otra de la misma edad, pero, además, la misma mujer a los veinte años va a necesitar un tratamiento y a los cuarenta, otro. En este sentido, no podemos decir que, por ejemplo, la histerectomía sea únicamente para mujeres a partir de una cierta edad. He tratado mujeres jóvenes que, aun sabiendo que era una solución radical, tenían muy claro que no querían tener hijos y decidieron llevarla a cabo.

El médico no tiene que decidir por la mujer. El médico es un consejero, un técnico que debe dominar las posibilidades que tiene la paciente ante su problema y cuál es el mejor tratamiento para cada caso. Debe ser un especialista capaz de entender en qué punto está la enfermedad y saber explicar con empatía y claridad qué opciones existen y cuáles son las distintas ventajas e inconvenientes de cada una de ellas. Tomando sus conocimientos como referencia, debe recomendar la mejor opción, prestarle su ayuda y llevar a cabo lo que se decida, pero quien debe decidir es siempre la paciente.

El hecho de cambiar de ginecólogo y acudir a un hospital de referencia en endometriosis fue lo que cambió mi vida. Allí me escucharon. Entre lágrimas, conté el infierno que había pasado y mi deseo de renunciar a ser madre solo por quitarme ese monstruo que no me dejaba vivir de tanto dolor. En la primera visita mi ginecólogo nuevo me dijo que a partir de ese momento «me vestiría como una persona normal, pero en vez de comprarme el traje en una cadena de ropa, me harían los trajes a medida». **AIDA**

Por tanto, no hay un tratamiento o una opción única, lo que sí está claro es que la mujer con endometriosis va a necesitar acompañamiento médico a lo largo de su vida para tomar las decisiones adecuadas en cada momento, y es algo que puede no ser fácil. Por ello, tendrá que ser madura y consciente de que la opción que elijamos hoy puede no ser la correcta para el futuro, y eso no querrá decir necesariamente que el médico se haya equivocado. En medicina, las decisiones son difíciles; por ello, la mejor manera de acertar es que la paciente se sienta cómoda y con la mayor confianza para comunicarse con facilidad con el médico.

EN RESUMEN

1. El tratamiento de la endometriosis no es el mismo según lo que se vaya a tratar: el dolor o la fertilidad. Posiblemente, en un futuro, además de la cirugía existan tratamientos que sean capaces de mejorar el dolor y la fertilidad a la vez.

2. El dolor no es objetivo, no es como la fiebre, que podemos medir con el termómetro: no existe un «dolorímetro» y eso hace que las mujeres dependan de que el médico las crea o no.

3. Puede pasar que, en un determinado momento, todas las células encargadas de recibir las señales del dolor funcionen mal y la mujer empiece a sentir dolor generalizado. Donde en un principio no le dolía ahora le duele, y este dolor se produce ante cualquier estímulo, incluso por una caricia o el roce de la ropa.

4. Podemos mejorar los síntomas desde dos perspectivas: la primera, simular un estado hormonal de la mujer similar al del embarazo; la segunda, conseguir un estado parecido al de la menopausia.

5. La gran ventaja de los gestágenos como tratamiento hormonal principal de la endometriosis es que no producen hipertensión, enfermedad cardiovascular, hemorragia cerebral, trombosis, ictus o embolias, por lo que incluso se pueden administrar a mujeres mayores, con riesgo cardiovascular elevado o enfermedades vasculares graves.

Capítulo 5

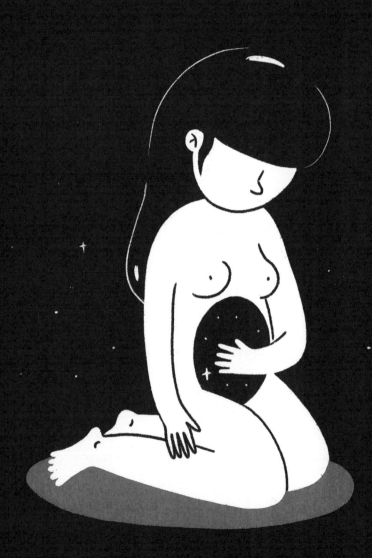

FER
TILI
DAD

5.1 CAUSAS DE LAS ALTERACIONES EN LA FERTILIDAD

Las alteraciones de la fertilidad son el síntoma más frecuente de la endometriosis, después del dolor. Entre el 30 y el 50 % de las mujeres afectadas por la enfermedad experimentan dificultades para quedarse embarazadas y necesitan asistencia médica para conseguirlo.[1] Ya hemos dicho antes que esto no quiere decir que sean estériles, sino que pueden necesitar ayuda.

Primer tratamiento de fecundación *in vitro*: cuatro transferencias negativas, cambio de ginecólogo, otras dos transferencias negativas... Entre transferencia y transferencia, mis dolores aumentaban notablemente con toda la medicación, ya que nadie tenía en cuenta que yo sufría endometriosis. Segundo tratamiento en nuevo hospital con nuevos médicos, que, aparte de hacer que consiguiera mi sueño, estudiaron mi caso y en un comité junto con más expertos decidieron tratar primero mi enfermedad y después ayudarme. Así que nuevo tratamiento y embarazo positivo: llegó mi hija Martina. Más adelante quise darle un hermanito a mi hija y volví a intentarlo; el primer intento fue fallido, pero el segundo volvió a funcionar y, cosa del destino, pasamos a ser familia numerosa, pues conseguí un

---

[1] Endometriosis and infertility: pathophysiology and management. Dominique de Ziegler, Bruno Borghese, Charles Chapron. *Lancet*. 2010 Aug 28; 376(9742):730-8. doi: 10.1016/S0140-6736(10)60490-4.

embarazo gemelar. Siempre pensé que nunca escucharía la palabra «mamá» y ahora tengo a mi hija de cinco años y dos mellizos preciosos de tres años que continuamente me llaman mamá. **AIDA**

También es importante dejar claro que endometriosis no es sinónimo de esterilidad y que esta dificultad puede no ser permanente: hay mujeres que tras tener dificultades en un primer embarazo han conseguido gestar de manera natural cuando buscaban al segundo bebé. Por último, debemos advertir que hay casos concretos en los que, debido a alguna enfermedad o a los tratamientos médicos o quirúrgicos recibidos, el embarazo no es posible, pero por suerte el porcentaje de mujeres que no pueden concebir es mínimo.

Otro problema que trajo la endometriosis fue la infertilidad. Empecé a intentar quedarme embarazada a los treinta años, y después de un año y unos meses de búsqueda, acudimos a una clínica de fertilidad. Sin ningún diagnóstico, comenzaron a hacernos inseminaciones. Después de tres inseminaciones, y todavía sin diagnóstico, nos recomendaron pasar a FIV; nos decían que seguro que me quedaba embarazada. Me quedé en la primera FIV, pero en la semana siete no había latido ni desarrollo del embrión. Me hicieron un legrado. Me recetaron antibiótico por si había infección, y ya está. Esperé unos meses y de nuevo otro tratamiento y otro y otro. Cuatro, entre FIV e ICSI, y nada. Después de siete tratamientos en total, me aconsejaron no seguir y solo me planteaban la posibilidad de ser madre a través de donación de ovocitos. En este punto, y con treinta y seis años, aún no tenía un diagnóstico claro. La ginecóloga que me hizo la última punción ovárica me dijo que parecía que tenía endometriosis, porque le había costado mucho hacer la punción, pero ahí quedó; ni me orientó sobre la enfermedad, ni tratamiento, ni nada. He de decir que poco después apareció en nuestra vida un precioso niño que ya tiene tres añitos que entró en nuestra familia para no salir jamás. **EUNICE**

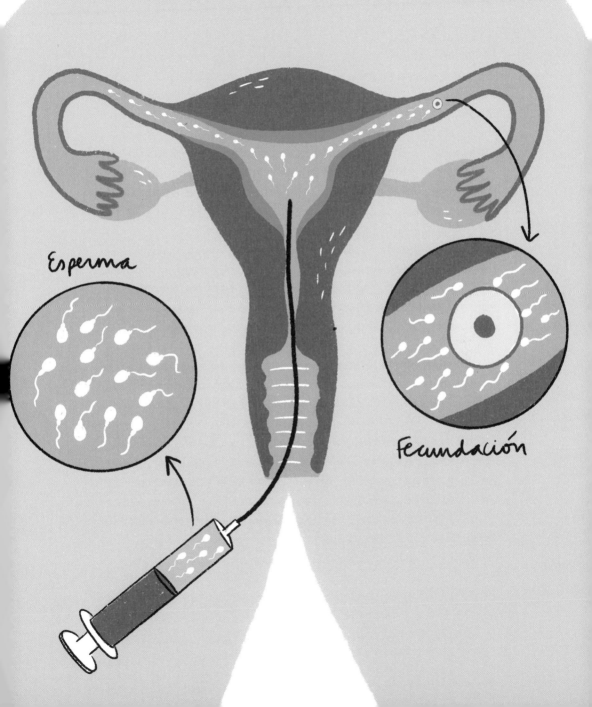

Esperma

Fecundación

Las causas de las alteraciones de la fertilidad son muy diferentes:

1. **Alteración anatómica:** Las adherencias producidas por la endometriosis pueden alterar la anatomía de la mujer. Estas ocluyen las trompas e impiden que el óvulo y los espermatozoides se encuentren o que el embrión avance hasta la cavidad endometrial para implantarse.

2. **Dispareunia:** Como la penetración del pene produce un dolor insoportable, algunas mujeres no pueden quedarse embarazadas simplemente porque el dolor les impide mantener relaciones sexuales con penetración.

3. **Función del ovario:** Cuando la cirugía ha dañado la función del ovario y la reserva ovárica, es difícil que los óvulos tengan la calidad necesaria para permitir un embarazo. Esto ocurre con mayor probabilidad si la paciente ha sido operada en más de una ocasión o si tiene una edad en la que es más difícil conseguir un embarazo.

4. **Quistes de chocolate:** Pueden generar inflamación, lo que quizá provoque una menor concentración de óvulos alrededor de los endometriomas. Este es un factor que puede reducir la calidad de los óvulos.

5. **Síndrome del «folículo luteinizado no roto»** *(luteinized unruptured follicle syndrome)*: Puede ocurrir que la mujer ovule, pero que el folículo donde se encuentra el óvulo no se rompa, con lo cual este no puede salir. No se conocen las causas de este síndrome, aunque hay diferentes hipótesis, y no se produce solo en mujeres con endometriosis.

6. **Ciclos anovulatorios:** Son aquellos en los que no se libera un óvulo por falta de reserva ovárica o también puede ser provocado por la medicación que se esté tomando. Y, por lo tanto, al no haber óvulo maduro, no se puede producir el embarazo.

7. **Alteraciones en el ambiente interno de la pelvis:** los focos de la endometriosis ocasionan inflamación crónica en el interior de la pelvis. Eso puede producir que el espermatozoide no sobreviva al ambiente inflamatorio intrapélvico y muera antes de poder fecundar el óvulo; también puede suceder que exista inflamación del endometrio e impida que el embrión se implante.

Como puedes ver, las alteraciones y causas últimas de las dificultades para concebir son múltiples y por ello pueden darse más de una a la vez. Además, algunas de ellas no son permanentes, pueden cambiar a lo largo del tiempo.

5.2 TRATAMIENTOS DE FERTILIDAD

Si tienes endometriosis y dificultades para quedarte embarazada, lo primero que debes tener claro es que el tratamiento médico hormonal para el dolor no mejora la fertilidad, más bien lo contrario. Cualquier tratamiento de este tipo va a hacer que no puedas quedarte embarazada mientras lo tomes.

Solo existe un tratamiento capaz de tratar el dolor y la infertilidad a la vez: la cirugía. Las mujeres que tienen endometriosis y que no se quedan embarazadas pueden aumentar sus posibilidades de gestar si se extraen todos los focos de endometriosis. Si la inflamación es una de las causas de infertilidad y eliminamos todos los focos de inflamación, esta podría disminuir y así aumentaría la probabilidad de un embarazo. Sé que parece contradictorio, pero también hay casos en los que la cirugía de los endometriomas dificulta el embarazo: esto ocurre cuando con la cirugía se corre el riesgo de disminuir la reserva ovárica. Por ello, será el médico quien deba aconsejar cuál es la mejor opción en cada caso.

Por otro lado, hay que recordar que el embarazo es cosa de dos. Cuando se trata de mujeres con endometriosis, muchas veces nos fijamos solo en ellas. Puede ocurrir que una mujer con dificultades por su endometriosis se opere para quedarse embarazada y, tras la operación, siga sin conseguirlo. Entonces, podemos descubrir que el hombre tiene una alteración grave de la calidad de los espermatozoides y nos damos cuenta de que la cirugía, desde el punto de vista del embarazo, no ha sido la mejor opción. Por eso es importante buscar el origen de las alteraciones de la fertilidad no solo en las mujeres, sino también en los hombres.

La mayoría de las mujeres con endometriosis que no se quedan embarazadas suelen elegir la fecundación asistida. Hay dos técnicas: la inseminación intrauterina y la fecundación *in vitro*.

1. La **inseminación intrauterina** consiste en depositar semen en el útero y esperar a que la fecundación del óvulo se produzca de manera espontánea. Esta técnica suele ser recomendable para mujeres con endometriosis mínima y con parejas o donantes con una alteración leve del semen, ya que este se puede mejorar tratándolo en el laboratorio.

2. La **fecundación** *in vitro* es recomendable para mujeres con una endometriosis un poco más avanzada y si hay una alteración grave del semen. A través de la estimulación ovárica y con una serie de medicamentos escogidos para cada mujer, dependiendo de su edad, su reserva ovárica y el estado del semen, se suelen obtener entre siete y doce óvulos. Antes de que se produzca la ovulación espontánea, se pinchan los ovarios y se aspiran los óvulos, que se fecundarán con el esperma en el laboratorio. Una vez que los óvulos están fecundados, los embriones se transfieren al útero de la mujer. Se suele transferir un único embrión para evitar un embarazo múltiple.

Me sometí a un solo tratamiento de fertilidad y siento que tuve la gran suerte de quedar embarazada a la primera. Expreso que tuve suerte porque he escuchado y compartido experiencias con otras mujeres, a la mayoría de las cuales no les ha sido tan fácil. También mi pareja y yo nos sentimos afortunados porque el tratamiento me lo hicieron por la Seguridad Social, ya que derivaba del seguimiento de la endometrosis. Siento que son muy injustos los precios que tienen que llegar a pagar muchas parejas o madres solteras para poder cumplir su sueño de formar una familia. **SARA**

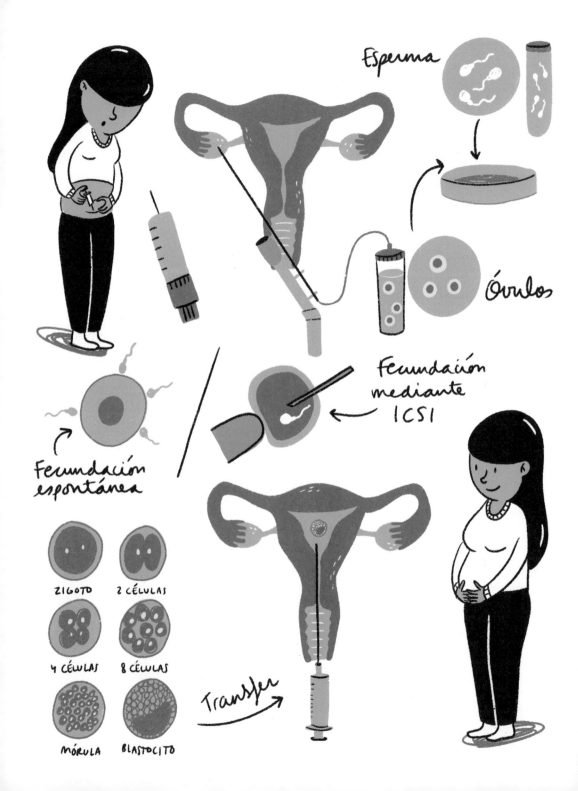

Esperma

Óvulos

Fecundación mediante ICSI

Fecundación espontánea

ZIGOTO   2 CÉLULAS

4 CÉLULAS   8 CÉLULAS

MÓRULA   BLASTOCITO

Transfer

5.2.1 TÉCNICAS DE REPRODUCCIÓN ASISTIDA

En este apartado profundizaremos en las diferentes técnicas de reproducción asistida y, sobre todo, en cómo se pueden utilizar en mujeres con endometriosis y problemas para quedarse embarazadas.

En la fecundación *in vitro* hay dos opciones: una vez que los óvulos maduros se han extraído del cuerpo de la mujer, podemos esperar a la fecundación espontánea (es decir, una fecundación *in vitro* estándar) o forzar la fecundación de los óvulos mediante lo que se llama «microinyecciones espermáticas» o ICSI. Esta técnica consiste en insertar un espermatozoide dentro de cada óvulo, lo que permite conseguir embriones casi con total seguridad. Se utiliza cuando el semen no está en condiciones óptimas.

Actualmente, en la fecundación *in vitro* también se usan técnicas de cultivo, es decir, hay que esperar entre dos y cinco días para transferir los embriones al útero. En esos días de espera, la mujer toma hormonas que sirven para preparar su endometrio para que recoja esos óvulos fecundados. En la fecundación natural, desde que el óvulo se fecunda hasta que llega al útero pasan de cinco a siete días. Hace unos años, esto no se tenía en cuenta y por eso la reproducción *in vitro* fallaba más a menudo que ahora. Pero desde que somos capaces de colocar el embrión en el útero en el momento en que la mujer se queda embarazada de manera natural, la tasa de los embriones que se implantan y consiguen un embarazo es mucho mayor.

Otra técnica para aumentar aún más la posibilidad de un embarazo es congelar los embriones. El embrión es un grupo de células pequeñas muy resistente al proceso de descongelación, que dura entre dos y cinco días. Para preparar el endometrio de una mujer que no tiene endometriosis se necesitan entre cuatro y seis días, pero el endometrio de la mujer con endometriosis podría tener resistencia a la acción de la progesterona, con lo cual necesita más días para prepararse de manera adecuada. Con ese tiempo extra podemos estudiar y ver mejor ese endometrio y darle más progesterona para conseguir coger el embrión de manera más adecuada. En estos casos, a veces el proceso de fecundación se aborda por partes. Esto quiere decir que primero conseguimos embriones, los dejamos en un incubador especial durante 3-5 días y luego los congelamos; paralelamente, estimulamos la matriz de la mujer. Después dejamos que la mujer tenga la regla y, en un ciclo posterior, preparamos el endometrio de manera adecuada y muy intensa para que la mujer pueda acoger los embriones con más seguridad. Esto permite que la tasa de embarazo sea superior que en un ciclo de fecundación *in vitro* estándar.

Afrontamos la primera inseminación artificial con mucha ilusión y esperanza, aunque ya nos habían dicho que con mi patología podría no funcionar. Y así fue. Meses después lo volvimos a intentar: otra inseminación que tampoco salió bien. Por último, empecé tratamiento para una FIV. Fue largo y duro, pero salió bien. Después de unos años lo conseguimos, ¡estaba embarazada! **TXELL**

Podríamos profundizar mucho más en estas técnicas y hablar incluso de la embrioscopia, que sirve para mejorar el cultivo de embriones, pero este no es el tema que nos ocupa. De todas maneras, déjame que te hable de una técnica especial de fecundación *in vitro*: el ciclo natural. Se suele utilizar en mujeres que, por la cirugía, por el efecto de la endometriosis o por la medicación, tienen una mala reserva ovárica, es decir, un número de óvulos y una calidad peores de los necesarios para quedarse embarazadas. En estos casos, llega un momento en que no es posible estimular los ovarios ni hacer crecer los óvulos. Ya no conseguimos tener un número suficiente de óvulos con seguridad, sino que nos quedamos con uno, dos o tres.

Endometriosis

En estos casos, hay dos opciones: la primera es buscar a una donante de óvulos. La segunda es el ciclo natural, que consiste en seguir su ciclo sin ningún tipo de medicación o con muy poca, monitorizarlo casi a diario y hacer incluso análisis hormonales para detectar en qué momento va a ovular. Justo antes de que la paciente ovule, como haríamos en un ciclo de fecundación *in vitro*, aspiramos el óvulo. Si se congelan los óvulos de las mujeres con una reserva ovárica de baja calidad, la tasa de embarazo es muy baja, casi de cero, pero con el método del ciclo natural se consigue una tasa de embarazo del 15 al 18 %.

A muchas mujeres con endometriosis les preocupa que estos tratamientos en los que se estimula la fracción de óvulos a través de hormonas puedan aumentar su dolor. Hay diferentes estudios que demuestran que la fecundación asistida no empeora la endometriosis, por lo menos en mujeres que se someten a uno o dos ciclos de reproducción asistida, lo que confirma que las mujeres no están en riesgo de que su enfermedad avance.[2]

Por supuesto, todas estas técnicas pueden llevarse a cabo con semen de la pareja, pero también de un donante si el de la pareja no es adecuado, si la paciente no tiene pareja o si su pareja es una mujer.

[2]   Santulli, P.; Bourdon, M.; Presse, M.; Gayet, V.;0 Marcellin, L.; Prunet, C.; de Ziegler, D.; Chapron, C., «Endometriosis-related infertility: assisted reproductive technology has no adverse impact on pain or quality-of-life scores», *Fertility and Sterility* (abril de 2016); 105(4):978-987.e4. doi: 0.1016/j.fertnstert.2015.12.006. Epub 30 de diciembre de 2015. PMID: 26746132

Ya hemos hablado de la congelación de óvulos en el apartado anterior, pero en el caso de las mujeres con endometriosis es algo tan importante que es necesario reservarle un capítulo especial. Yo siempre aconsejo a mis pacientes que lo hagan, ya que, además, en según qué casos, la Seguridad Social y la sanidad pública costean estos ciclos de fecundación asistida para conseguir óvulos.

> Justo después de la primera intervención, los médicos me aconsejaron intentar un embarazo, pero tuve que decidir que no era el momento. En aquellos años no existía la congelación de óvulos. Era arriesgarte a esperar el momento y que entonces no fuera posible, como así ocurrió. **PILAR**

La congelación de óvulos es la técnica que nos permite ser precavidos. Hoy día sabemos que las mujeres con endometriosis pueden tener dificultades para quedarse embarazadas, pero en realidad no hay manera de predecir a qué mujer va a costarle. Hay médicos que se aventuran a diagnosticar tales dificultades e incluso a hablar de esterilidad, pero yo no me atrevería a hacerlo. He visto casos de mujeres que creía que no se quedarían embarazadas y acabaron quedándose rápidamente, y también de mujeres que creía que no tendrían dificultades y, al final, acabaron pasando por numerosas pruebas. El mejor consejo que puedo darte es que ni te agobies ni te preocupes, pruébalo en el momento en que lo desees. Por ejemplo, no sabemos si una mujer de 22 años querrá tener hijos a los 30, 35 o 38, ni sabemos si se habrá operado o no. Por eso una opción es congelar óvulos, lo que nos asegura tener de seis a ocho óvulos de calidad (que podemos conseguir en uno o dos ciclos menstruales) a los cuales recurrir si en algún momento tenemos problemas para conseguir óvulos en un ciclo de fecundación *in vitro* o si a la mujer le cuesta quedarse embarazada y tiene que someterse a un ciclo de inseminación *in vitro*.

¿Por qué congelamos óvulos y no embriones? Porque para conseguir embriones necesitamos un varón. Muchas veces mis pacientes no tienen pareja, su pareja es una mujer o simplemente no están seguras de que su pareja sea esa con la que quieren tener hijos. Tengo pacientes que en un determinado momento congelaron embriones y luego la relación con su pareja terminó. Y ahora tienen embriones con un hombre que no es su pareja y que puede exigirles hacer de padre, aunque ellas no quieran tener hijos de esa persona. Por tanto, es mucho mejor congelar óvulos.

¿Cuándo hacerlo? Hay indicaciones médicas muy precisas: mujeres de 37 años como máximo, con una buena reserva ovárica. La calidad de la reserva ovárica se puede determinar con una ecografía, que permite contar el número de folículos que tiene una mujer. Además, se hace un análisis de sangre para determinar el valor de la hormona antimulleriana, una hormona producida por los ovarios que se ha convertido en el mejor marcador de la reserva ovárica. Si esa ecografía y esa hormona antimulleriana dan valores normales, indican una buena reserva ovárica.

En algunos casos la congelación es muy recomendable. Por ejemplo, a una mujer con una endometriosis profunda, con endometriomas bilaterales, con quistes de chocolate en los dos ovarios, yo le aconsejaría firmemente que escogiera la congelación de óvulos antes que la cirugía, que puede dañar su reserva ovárica. En otros casos, como por ejemplo mujeres que ya están operadas de un ovario y deben operarse del otro, también aconsejo que antes se congelen óvulos, sobre todo, si sus quistes son muy grandes y se prevé que la cirugía sea complicada. Aunque las operaciones se hacen con láser y mucho cuidado, hay que prevenir los posibles efectos no deseados.

5.3. EMBARAZO Y LACTANCIA

Muchas de mis pacientes han oído decir que el embarazo cura la endometriosis. Aunque tengan 25 años y todavía no quieran quedarse embarazadas, aunque su reserva ovárica sea muy mala, aunque sus terribles dolores no les permitan tener relaciones sexuales, preguntan si al quedarse embarazadas se curarán. Es muy importante dejar claro que eso no ocurrirá y que el embarazo no cura la endometriosis, es un mito.

Por otro lado, es importante entender que no es recomendable traer una vida al mundo con el único objetivo de que nuestro dolor disminuya durante aproximadamente un año; por eso yo siempre recomiendo quedarse embarazada únicamente cuando se desee un bebé. Pero volviendo al mito, hay que reconocer que tiene una parte de verdad, ya que durante el embarazo la enfermedad suele mejorar mucho. Si lo recuerdas, al principio del libro dijimos que tenemos dos grandes estrategias para tratar la enfermedad desde el punto de vista hormonal: la pseudomenopausia y el pseudoembarazo.

¿Qué mejor estado de pseudoembarazo que el propio embarazo? Efectivamente, el efecto de las hormonas del embarazo sobre el endometrio ectópico consigue que las mujeres vean que sus síntomas disminuyen o incluso desaparecen, y muchas veces las imágenes ecográficas de los quistes, los grandes nódulos, también mejoran. Aparte de las molestias que puedan tener debido al embarazo, para las pacientes de endometriosis esta es una época feliz, libre de síntomas y de dolores. Sin embargo, por lo general los dolores y los síntomas reaparecen tras el embarazo, después de haber iniciado los ciclos hormonales ováricos. Por ello, también la lactancia tiene un efecto protector contra el dolor, es anovulatoria —sobre todo durante los primeros meses del posparto— cuando la mujer alimenta al bebé únicamente con leche materna. Cuanto más tiempo tarde la mujer en volver a tener la regla, más tiempo va a disfrutar de ese estado de falta de hormonas o pseudoembarazo que inhibe los síntomas.

Ya hemos enumerado los muchos y variados tratamientos para la enfermedad, y el embarazo no es uno de ellos. Aunque en general el embarazo suele paliar el dolor, también es cierto que, en algunos casos, se han dado complicaciones graves del embarazo debido a la endometriosis por motivos que no acabamos de conocer muy bien. Quizá porque se ha roto alguna adherencia o porque las hormonas han generado esa reacción, pero ha habido casos de hemorragias intraabdominales agudas y de perforaciones intestinales durante el embarazo. Por suerte estos casos son muy poco frecuentes, pero debemos ser conscientes de que existe esta posibilidad.

Hay otro aspecto tan poco conocido como el anterior. Igual que la endometriosis puede complicarse por culpa del embarazo, este también puede complicarse por culpa de la endometriosis. Las mujeres embarazadas con endometriosis tienen placenta previa (placenta delante del feto) con más frecuencia que las mujeres sin endometriosis. Tienen también más tendencia a los partos prematuros, a que sus niños pesen menos al nacer y a padecer más preeclampsia (tensión alta durante el embarazo y daños en algunos órganos). Todos estos aspectos nos hacen pensar que debemos considerar el embarazo de una mujer con endometriosis como un embarazo de alto riesgo y vigilarlo de cerca. Como cualquier persona que padece una enfermedad crónica, estas mujeres deben someterse a una vigilancia estrecha, pero esto no quiere decir, ni mucho menos, que el embarazo esté contraindicado.

He tenido la suerte de vivir un embarazo de lo más normal. Tener endometriosis no me ha supuesto dolor ni complicaciones. Mis controles con los médicos eran frecuentes, pero por el hecho de ser un embarazo gemelar y mediante FIV, no por tener endometriosis. **TXELL**

Debemos ser conscientes de que la relación de endometriosis y embarazo no es tan feliz y tan de color rosa como nos la han pintado siempre. Es cierto que la enfermedad mejora con el embarazo, pero en algunos casos pueden surgir complicaciones.

La experiencia en mis dos embarazos fue muy buena. Tenía miedo de sentir dolor de endometriosis en mi embarazo y que eso pudiese afectar a mis bebés o que hubiera complicaciones. Pero, por suerte, no sentí prácticamente ningún dolor relacionado con la endometriosis; supongo que había llegado mi momento de disfrutar después de tanto sufrimiento. **AIDA**

EN RESUMEN

1. Un porcentaje considerable de mujeres afectadas por la enfermedad necesitan asistencia médica para quedarse embarazadas, pero la endometriosis no es sinónimo de esterilidad: hay mujeres que, tras tener dificultades en un primer embarazo, han conseguido gestar de manera natural cuando buscaban al segundo bebé.

2. Las mujeres que tienen endometriosis y que no se quedan embarazadas pueden aumentar sus posibilidades de gestar si se extraen todos los focos de endometriosis. Si la inflamación es una de las causas de infertilidad y eliminamos todos los focos, podría disminuir la inflamación y así aumentar la probabilidad de un embarazo. Por ello, será el médico quien deba aconsejar cuál es la mejor opción en cada caso.

3. El embarazo es cosa de dos. Cuando se trata de mujeres con endometriosis, muchas veces nos fijamos solo en ellas. Por eso es importante buscar el origen de las alteraciones de la fertilidad no solo en las mujeres, sino también en los hombres.

4. Hay estudios que demuestran que la fecundación asistida no empeora la endometriosis, por lo menos en mujeres que se someten a uno o dos ciclos de reproducción asistida, lo que confirma que no hay riesgo de que su enfermedad avance.

5. La congelación de óvulos es la técnica que nos permite ser precavidos y nos asegura tener un número suficiente de óvulos de calidad a los cuales recurrir si en algún momento tenemos problemas para conseguir óvulos en un ciclo de fecundación *in vitro* o si a la mujer le cuesta quedarse embarazada y tiene que someterse a un ciclo de inseminación *in vitro*.

Capítulo 6

EL IMPACTO EMOCIONAL

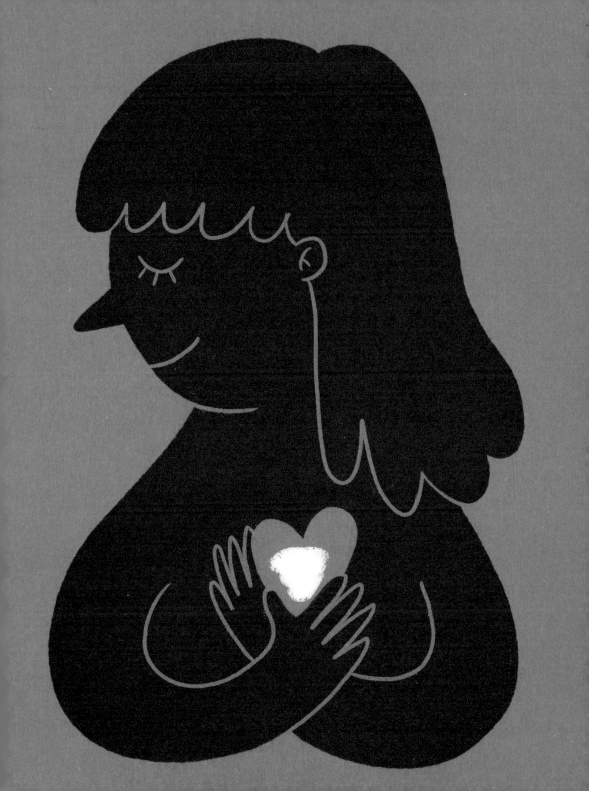

6.1 LA INCOMPRESIÓN Y EL SENTIMIENTO DE CULPA

En ocasiones, las personas de nuestro entorno no comprenden por lo que pasa una mujer que tiene endometriosis. Hay que buscar el origen de esta incomprensión en el desconocimiento de la enfermedad. A pesar de que más del 10 % de la población mundial femenina la padece, es decir, unos 180 millones de mujeres en el mundo (2 millones en España), la endometriosis es una gran desconocida y pocas veces se habla de ella. De ahí que se la conozca como «la enfermedad silenciada».[1]

Cualquier enfermedad tiene repercusiones psicológicas. Incluso las enfermedades agudas, las que se desarrollan en poco tiempo, pueden afectarnos emocionalmente, pero su repercusión es infinitamente menor que la que tienen las enfermedades crónicas, como es el caso de la endometriosis. En esta dolencia, las partes más visibles son el dolor físico y las alteraciones de la fertilidad, pero por debajo yace un sufrimiento emocional que hace aún más insoportables los problemas físicos. Además, la mayoría de las mujeres tardan mucho tiempo en ser diagnosticadas y pueden sufrir un vaivén de médicos durante años sin recibir ninguna respuesta ni tratamiento que realmente sea de ayuda, lo que desencadena incomprensión y comentarios por parte de médicos, compañeros de trabajo, amigos e incluso familiares.

---

[1]   Guía de atención a las mujeres con endometriosis en el Sistema Nacional de Salud (SNS)

Muchas veces, nuestro entorno cree que el dolor tiene un origen psicológico, y eso puede hacer que las pacientes se sientan muy incomprendidas.

Durante mucho tiempo he pensado por qué me ocurría esto a mí, ninguna mujer de las que me rodeaban sufría como yo; al ser muy exigente conmigo misma me he castigado muchísimo y he sentido frustración en muchos momentos de mi vida. **PILAR**

Además, debido a la enfermedad, muchas mujeres tendrán que preguntarse —incluso a una edad muy temprana o antes de lo que ellas hubieran deseado— si quieren ser madres y, en ocasiones, aunque pocas, tendrán que renunciar a ello. También suelen tener que plantearse si quieren congelar sus óvulos o si prefieren utilizar óvulos de donantes, y se enfrentan, asimismo, a la incomprensión o la falta de apoyo de su pareja. Ante este tipo de situaciones es muy importante encontrar el apoyo emocional necesario, porque sin él su situación acabará agravándose.

Al final, la mujer acaba creyendo que es floja, débil, incapaz de aguantar un simple dolor de regla, por lo que su autoestima y, por consiguiente, su relación con los demás va a verse afectada. Hay que erradicar ese sentimiento de culpa y dejar de normalizar la incomprensión, el sufrimiento y, en definitiva, el dolor.

Seguramente, tu madre, tu hermana u otras familiares pueden haber sufrido endometriosis sin haber sido diagnosticadas, ya que la enfermedad tiene origen genético. Quizá tu madre te haya dicho que el dolor de regla es normal y que esos días hay que aguantarse. Esta creencia está muy instaurada en nuestra sociedad desde tiempos inmemoriales, pero es absolutamente falsa. Por eso, la mujer, ante el dolor, se siente maniatada y sin más herramientas que la espera, una manta eléctrica y el ibuprofeno.

¿Cuántas veces habrás oído aquello de «a mí también me duele la regla y no es para tanto», o «conozco a Fulanita, tiene endometriosis y hace vida normal», o «todas las mujeres tienen la regla», o «con la endometriosis no puedes tener hijos»? Si te han hecho estos comentarios, seguramente ha sido por desconocimiento, pero eso no reduce el daño que acaban haciéndote. La endometriosis es una enfermedad crónica, compleja, que tiene muchas caras y se manifiesta de manera distinta en cada mujer, por lo que es preciso analizar y tratar a las pacientes de forma individual.

Una vez, me encontraba en mi trabajo y el dolor me estaba rompiendo por dentro, así que decidí ir al ambulatorio más cercano para que me suministraran algún tipo de calmante y poder seguir trabajando. En el trabajo me dijeron que vaya tontería, que la regla la tenía todo el mundo y que no era para tanto. Al llegar al ambulatorio parece que mi suerte empeoró, ya que le expliqué a la doctora que tenía mucho dolor de endometriosis porque estaba en tratamientos de fertilidad para ser madre y que, por favor, me diera algún calmante. Su respuesta fue insuperable: «Hija, probablemente estés seca por dentro y Dios no quiere que tengas hijos, así que no luches contra la naturaleza haciendo tratamientos absurdos». Salí con el calmante puesto, pero con lágrimas en los ojos. Ya en mi casa, decidí que lucharía por lo que siempre había querido y que nadie me hundiría por querer lograr mi sueño. **AIDA**

La vivencia de la endometriosis es muy personal, depende del momento vital en el que te encuentres y de muchos otros factores. Algunos de ellos son puramente médicos: el nivel de gravedad de la enfermedad, el tipo de síntomas, la intensidad del dolor o los órganos afectados. Pero también hay otros factores que pueden hacer que la enfermedad se complique o mejore:

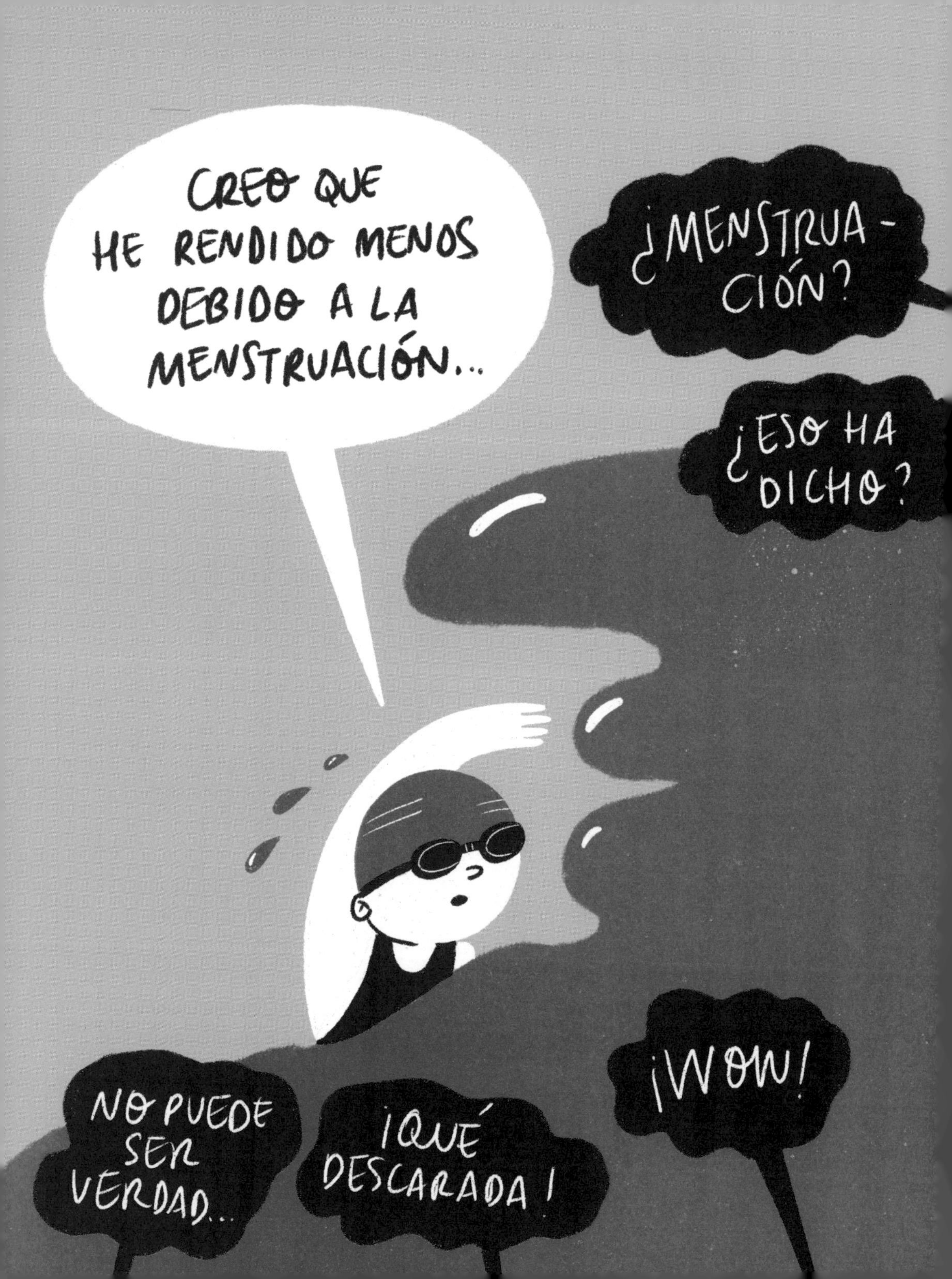
CREO QUE HE RENDIDO MENOS DEBIDO A LA MENSTRUACIÓN...
¿MENSTRUA-CIÓN?
¿ESO HA DICHO?
NO PUEDE SER VERDAD...
¡QUÉ DESCARADA!
¡WOW!

- Si has recibido un buen diagnóstico a tiempo o si llevas años sufriendo sin saber qué te pasa.

- Si quieres quedarte embarazada o si eres infértil.

- Si tienes la información necesaria para tomar las decisiones oportunas en cada caso.

- Si te has cruzado con buenos profesionales que te han ayudado a empoderarte y te han explicado los riesgos de la enfermedad.

El acompañamiento y la comprensión de los tuyos, junto con tu propia energía, serán fundamentales para afrontar todos los aspectos de esta enfermedad y sus consecuencias en el día a día.

6.2 EL ESTIGMA SOCIAL

Un estigma es una marca característica que señala a una persona y la aparta del resto. Estas marcas pueden ser corporales o de personalidad, o pueden guardar relación con la ideología o los hábitos del grupo social al que pertenece la persona. Por desgracia, la menstruación está estigmatizada. Si no lo estuviera, la endometriosis no sería una enfermedad tan desconocida y seguramente yo no estaría escribiendo este libro.

En algunas zonas de Nepal y la India, la comunidad aísla a las mujeres que tienen la regla a lugares remotos con pésimas condiciones higiénicas, donde tienen dificultades para alimentarse y beber agua potable. Esto también ocurre en regiones de África occidental, donde se considera que las mujeres tienen «la enfermedad de la sangre» y se las aparta a «la choza de la menstruación».

En Occidente no nos escapamos del estigma. En la Biblia, en la Torá y en el Corán, los libros sagrados de las grandes religiones monoteístas, se dice claramente que las mujeres con la regla son impuras y que los hombres deben abstenerse de acercarse a ellas, incluso se prohíbe explícitamente mantener relaciones sexuales durante esos días. En el Levítico, que es un libro de la Biblia, se señala que la menstruación es, junto a la gonorrea, la mayor causa de impureza. No penséis que esto no ha llegado hasta nuestros días. En algunos países islámicos, la primera regla marca el momento en el que empieza la segregación de sexos y, con el rito del purdah, se introduce el velo o el burka para que los hombres no puedan ver a las mujeres.

En España, hace apenas una generación se seguía pensando que no era bueno ducharse con el periodo y las mujeres lavaban su ropa manchada de sangre a escondidas u ocultaban que tenían la regla, sin olvidar que todavía hoy hay quien sigue pensando que «si tienes la regla, mejor que haga otro la mayonesa, que a ti se te corta» y otras supersticiones por el estilo. Parece que queda mucho trabajo por hacer hasta que puedas decir que tienes la regla con la misma soltura con la que expresas que te duele la cabeza.

Incluso siguen usándose eufemismos para evitar decir que se tiene la regla: «estar mala», «tener el mes», «estar en esos días»... ¿Cuántas veces has dicho, sobre todo cuando eras joven, que te encontrabas mal en lugar de decir simplemente que tenías la regla? Hablar de la regla sigue sin ser habitual, sobre todo cuando hay hombres delante, por vergüenza, porque a las mujeres se las ha educado para que escondan la menstruación.

Hace un par de años, una tenista llamada Heather Watson perdió en el Open de Australia y en la entrevista tras el partido dijo que no había rendido lo suficiente a causa de «una cosa de chicas». En las últimas Olimpiadas de Río, una atleta china dijo que sus bajas marcas y su bajo rendimiento se debían a que tenía la menstruación y eso generó una polémica muy importante, ya que esta atleta rompió el tabú de la menstruación en el mundo del deporte e incluso desató un debate doble acerca de si las mujeres con la regla podían participar en igualdad de condiciones, y hasta sobre el hecho de hablar públicamente de la regla.

Como puedes ver, estos mitos sobre la regla, esta falta de espontaneidad y esta dificultad para hablar con normalidad sobre la menstruación son los factores que más contribuyen a que sea imposible mantener una conversación relajada acerca de la endometriosis. Así que ha llegado el momento de romper mitos y tabúes, y empezar a hablar de cosas tan normales como respirar, comer o menstruar.

> Para mí nunca fue un tabú, pero al ver que nadie me escuchaba, lo contaba una vez y al mes siguiente tenía que volver a contarlo, dejé de dar explicaciones. Actualmente siguen sin entenderme, piensan que la endometriosis desaparece con la edad. **PILAR**

6.3 CÓMO AFECTA LA ENFERMEDAD EN EL ENTORNO

La endometriosis puede afectar a diferentes ámbitos de nuestra vida: el trabajo, la economía, las relaciones sociales y familiares la pareja y la sexualidad.

> He sufrido bromas de mal gusto en el trabajo, donde me han llegado a llamar quejica. Con los amigos he tenido que oír que lo que yo estaba haciendo era «llamar la atención» y expresiones como «hija, ¿pero tan mal estás?». Han sido una constante y continúan hoy. **PILAR**

6.3.1 EN EL TRABAJO Y EN LO ECONÓMICO

En un estudio que publiqué con mi equipo en 2011 demostramos que las mujeres con endometriosis tienen una pérdida de productividad laboral mayor que las mujeres que no padecen la enfermedad. Esta pérdida la cifrábamos en once horas semanales, que pueden deberse al absentismo (cuando el dolor incapacita para ir a trabajar) o al presentismo, pero con baja productividad (cuando el dolor físico y emocional hace que una mujer no rinda en el trabajo). Valoramos que esas once horas suponían aproximadamente 225 euros semanales, una cifra que al año ascendía a unos 9.500 euros. Multiplicamos este dinero por los dos millones de mujeres que podían estar afectadas de endometriosis en España, y el coste económico sumaba casi 20 millones de euros anuales de pérdidas por una baja productividad laboral. Aunque el estudio es de hace unos años y las cifras deben haber variado, puede darte una idea de sobre qué estamos hablando y para que puedas comprender que es totalmente inaceptable.[2]

Un dolor que impide trabajar o rendir de manera completa perjudica la carrera profesional de las mujeres, que no pueden estar a la altura de los retos, y no porque les falten capacidades, ya que si muchas alcanzan sus objetivos seguramente sea a base de más esfuerzo y más sufrimiento que otras personas. A las mujeres con endometriosis rendir les cuesta mucho más que a una mujer sana. Y si muchas veces las mujeres no pueden alcanzar el mismo reconocimiento y sueldo que un hombre simplemente por el hecho de ser mujeres (el conocido «techo de cristal»), tener endometriosis añade otra dificultad.

---

[2] Nnoaham, K. E.; Hummelshoj, L.; Webster, P.; D'Hooghe, T.; De Cicco Nardone, F.; De Cicco Nardone , C.; Jenkinson, C.; Kennedy, S. H.; Zondervan, K. T., «Impact of endometriosis on quality of life and work productivity: a multicenter study across ten countries. World Endometriosis Research Foundation Global Study of Women's Health consortium», *Fertility and Sterility* (agosto de 2011); 96(2):366-373.e8. doi: 10.1016/j.fertnstert.2011.05.090. Epub del 30 de junio de 2011.

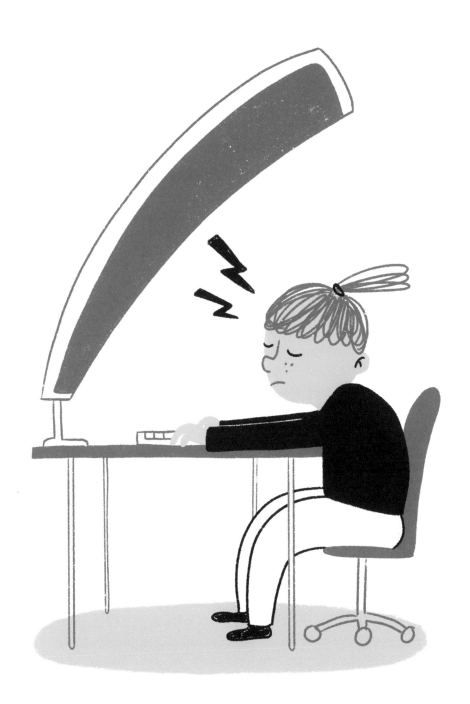

En este aspecto es verdad que he tenido mucha suerte. Mi jefa ha sido siempre muy comprensiva conmigo y nunca ha dudado de mis síntomas. Ella veía que era muy trabajadora, pero cuando el dolor me doblaba, yo iba y venía de su despacho al cuarto de baño. **EUNICE**

En 1947, Japón fue el primer país en aprobar la baja laboral para las mujeres que tienen molestias durante la regla. Otros territorios, como Corea del Sur, Indonesia o Taiwán, dan un día de permiso al mes a las mujeres.

Parece que Europa no se ha puesto al día. En Italia se planteó el debate en 2017, pero aún sigue abierto, y en España todavía no se ha propuesto. Los partidos políticos creen que promover este tipo de permisos podría afectar a la contratación de mujeres. En definitiva, para los políticos de nuestro país la solución pasa por mejorar la calidad de vida y no por dar la baja laboral.

El debate es imprescindible. La endometriosis afecta a un sector tan amplio de la población que su importancia no se puede relativizar. Las mujeres con la enfermedad no tienen ningún tipo de reconocimiento social o laboral que contemple la incapacidad, ni ayudas por dependencia o por discapacidad, cuando hay mujeres que presentan un cuadro de dolor insoportable. La situación es, sin duda, discriminatoria. Oficialmente, solo en las oposiciones a Guardia Civil la endometriosis se reconoce como una causa de exclusión. Las restricciones que pueda haber en otros ámbitos son extraoficiales, así que se desconocen.

Esta es la situación hoy en día y, aunque parece ser que la solución no está cerca, sí que actualmente el tema de la endometriosis está sobre la mesa.

Otro ámbito en el que las mujeres con endometriosis se ven afectadas es el económico. Una mujer sana tiene unos gastos en lo que llamamos «productos de protección», que incluyen compresas y tampones, pero si tienes endometriosis acabarás gastando, además, mucho más dinero en medicación. Algunos medicamentos para tratar el dolor son excesivamente caros para la calidad que tienen. Por ello siempre recomiendo elegir primero el producto que sea más eficaz; luego, el que menos efectos secundarios tenga; y, a continuación, el que sea más económico: que sea más caro no lo hace más efectivo.

Hay otros gastos asociados a la enfermedad que seguramente ya conoces: terapias complementarias, suplementos alimentarios, fisioterapia, acupuntura, apoyo psicológico... Estos recursos pueden contribuir a paliar el dolor, pero repercuten directamente en tu bolsillo, ya que no suelen ser baratos.

6.3.2 EN LAS RELACIONES SOCIALES Y FAMILIARES

Las relaciones sociales y familiares también se ven afectadas. ¿Cuántas veces te has quedado en casa porque el dolor de regla te impedía salir? Cuando hacer ciertas actividades es imposible por el dolor, el ocio pasa a un segundo plano. La mayoría de las mujeres con endometriosis terminan yendo al trabajo como pueden. Seguro que has ido, aunque hayas tenido que medicarte de más o te haya supuesto un sobreesfuerzo importante, porque no te permites faltar tres días al mes. Pero renunciar a ese encuentro con amigos o esa cena familiar es diferente. Hay mujeres que incluso planifican su vida social calendario en mano y evitan quedar los días de menstruación porque saben que les resultará imposible salir. Sin duda, un entorno comprensivo, que entienda esta situación, hará más llevaderas esas constantes negativas a encuentros sociales y evitará los frecuentes cuadros depresivos que sufren muchas de estas mujeres.

Mi familia y mi marido siempre me han apoyado. Yo soy una persona muy activa, pero el dolor me ha dejado en muchos momentos postrada en cama. Pero ellos nunca han dudado de mí. **EUNICE**

6.3.3. EN LA PAREJA Y LA SEXUALIDAD

En este sentido de renuncia hay que hablar de la pareja y la sexualidad. El sexo debe ser placentero, pero, como ya he comentado, uno de los principales síntomas de las mujeres con endometriosis es el sexo doloroso. La penetración inicial, la profunda e incluso el orgasmo pueden producir dolor. Por supuesto, esto provoca una disminución de la actividad sexual e incluso del deseo. Además del dolor, la fatiga crónica, los cambios de humor, la sequedad vaginal y la disminución de la libido, a causa de algunos medicamentos, también pueden hacer que a las mujeres con endometriosis no les apetezca tener sexo.

Antes las relaciones sexuales eran un martirio. Actualmente, solo siento dolor a veces. Estas circunstancias me han condicionado a la hora de tener pareja: no es fácil dar tantas explicaciones sabiendo que nadie lo va a entender. **PILAR**

No todas las parejas entienden esta situación, y por ello son muchas las mujeres que se esfuerzan en complacer a su pareja y se obligan a tener sexo, aunque no les apetezca o les duela. Si tienes pareja sexual, un buen entendimiento entre vosotros o vosotras es indispensable y fundamental para la relación. Es importante entender que el placer no es sinónimo de penetración y que hay formas de practicar sexo que no implican dolor para nadie y se ajustan a las circunstancias particulares. De todas formas, también cabe decir que, en muchos casos, sí es posible una penetración placentera e incluso la enfermedad puede animar a experimentar y probar nuevas posturas o juegos que nos alejen del dolor. Ensayo y error, y mucha confianza entre los miembros de la pareja. Es así como se evitan sentimientos como miedo, inseguridad o frustración.

Es importante mencionar la posibilidad (y necesidad, en muchos casos) de contar con un sexólogo: una figura clave cuando el dolor y la falta de libido (provocada también por las pastillas anticonceptivas) pueden llegar a generar un rechazo hacia el sexo e incluso a la masturbación. Hablando de masturbación, hay mujeres que, por experiencia, emplean la masturbación como una manera de aliviar los dolores que provoca la endometriosis a lo largo de todo el ciclo, aunque no hay estudios que lo avalen. Cabe destacar también que, en otros casos, llegar al orgasmo (las contracciones del útero con el orgasmo) puede ser doloroso.

Inevitablemente, tu pareja, a su manera, también va a sufrir la enfermedad, porque deberá hacer frente a situaciones estresantes y difíciles, tendrá que cuidarte y apoyarte, se preocupará por tu salud. Estas situaciones pueden tensar la relación y poner a prueba su solidez, por lo que será importantísimo tener una buena comunicación y mucha confianza. La culpa de lo que ocurre no es de nadie más que de la endometriosis, y si estas son las cartas que os han tocado, es vuestra responsabilidad, no culpa, aprender a jugarlas.

> Recuerdo, hace unos años, que un hombre vino a visitarme para un tema laboral que debíamos hacer juntos y él, no sé a tenor de qué, me comentó que sabía mucho de endometriosis y que le interesaba mucho la enfermedad. Había tenido una novia que la padecía, que siempre estaba enferma y que, lógicamente, había tenido que dejarla. Me enfadé tanto que inmediatamente le dije que hasta ahí habíamos llegado en nuestro negocio y que, a partir de entonces, se buscara otro socio.

En definitiva, en la endometriosis las renuncias son frecuentes, por lo que es muy importante que no te abandones. Debes levantarte y afrontar la enfermedad a diario para poder llevar una vida normal.

6.4 LA CALIDAD DE VIDA

La endometriosis afecta directamente a la calidad de vida de las mujeres que la sufren. Esto es algo fácil de entender en apariencia, pero, al igual que el dolor, es una sensación subjetiva, por lo que se han ideado mecanismos que ayudan a medir hasta qué punto disminuye la calidad de vida. Existe un cuestionario llamado SF36 que tiene 36 preguntas que contemplan diferentes esferas de la vida cotidiana: social, física, mental y afectiva.

Tanto el dolor como los problemas de fertilidad asociados a la endometriosis impactan en la vida de la mujer y son los responsables de la aparición de trastornos psicológicos, como ansiedad o depresión, que, evidentemente, empeorarán la calidad de vida.[3] Además, se ha demostrado que los niveles elevados de ansiedad y depresión provocados por la misma enfermedad pueden amplificar la gravedad del dolor. Es preciso tratar estos trastornos psicológicos, no podemos olvidarnos de ellos en ningún caso.

[3] Laganà, A. S.; La Rosa, V. L.; Rapisarda, A. M. C.; Valenti, G.; Sapia, F.; Chiofalo, B.; Rossetti, D.; Ban Frangež, H.; Vrtačnik Bokal, E.; Vitale, S. G., «Anxiety and depression in patients with endometriosis: impact and management challenges», *International Journal of Women's Health* (16 de mayo de 2017); 9:323-330. doi: 10.2147/IJWH.S119729. eCollection 2017.

Endometriosis

EN RESUMEN

1. Que el dolor de regla es normal es una creencia muy instaurada en nuestra sociedad desde tiempos inmemoriales, pero es absolutamente falsa. Hay que erradicar el sentimiento de culpa y dejar de normalizar la incomprensión, el sufrimiento y, en definitiva, el dolor.

2. Debido a la enfermedad y a sus consecuencias, la mujer puede acabar creyendo que es incapaz de aguantar un «simple dolor de regla», por lo que su autoestima y, por tanto, su relación con los demás se va a ver afectada considerablemente.

3. La situación de las mujeres con endometriosis es discriminatoria: no tienen ningún tipo de reconocimiento social o laboral que contemple la incapacidad, ni ayudas por dependencia o por discapacidad, a pesar de que hay mujeres que presentan un cuadro de dolor insoportable.

4. Además de dolor, fatiga crónica, cambios de humor y sequedad vaginal, la endometriosis –al igual que algunos medicamentos para tratarla– también puede provocar la disminución de la libido.

5. Tu pareja, a su manera, también va a sufrir la enfermedad, porque tendrá que cuidarte y apoyarte, se preocupará por tu salud y deberá hacer frente a situaciones estresantes y difíciles que pueden tensar la relación y poner a prueba su solidez, por lo que será importantísimo tener una buena comunicación y mucha confianza.

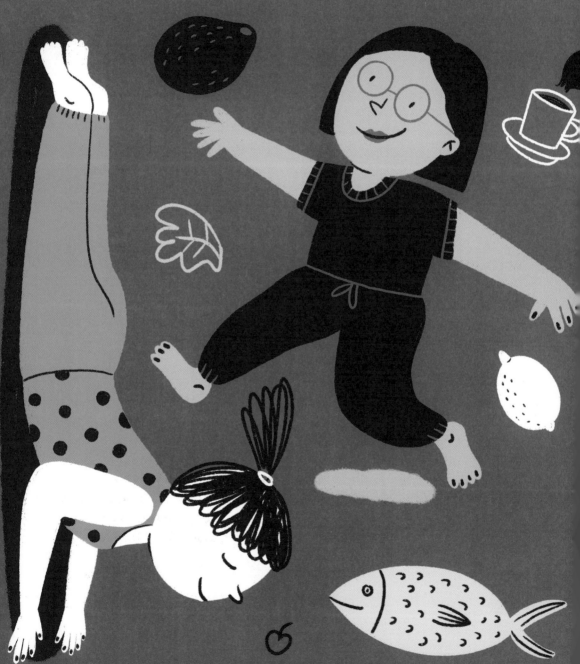

Capítulo 7

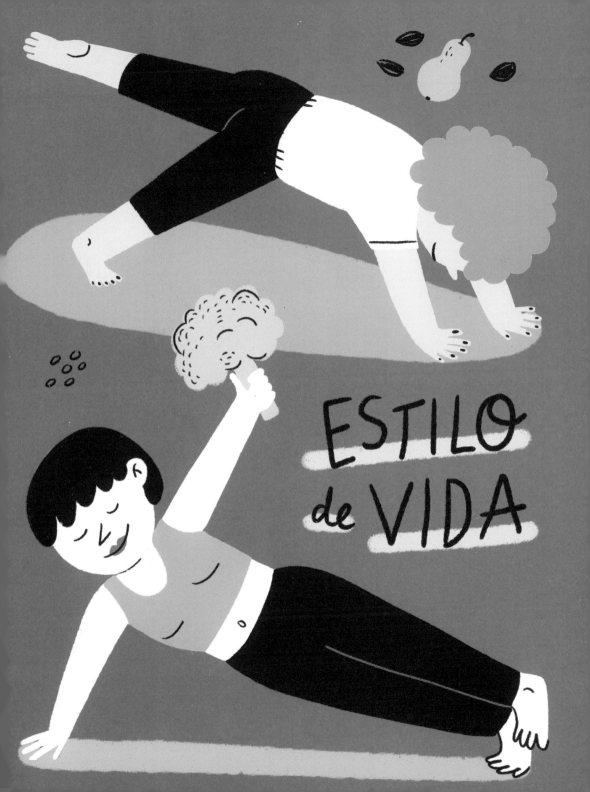

7.1 ¿Y AHORA QUÉ COMO?

Comer de manera adecuada es fundamental para mantener un buen estado de salud para cualquier persona en cualquier circunstancia. También lo es para afrontar enfermedades crónicas como la endometriosis, ya que una alimentación adecuada puede ayudarte a disminuir e incluso mejorar los síntomas.

A pesar de que no existen evidencias científicas que sugieran con rotundidad que un tipo de alimento u otro tenga una relación directa con la mejora de la endometriosis (hay algunos estudios, pero solo son preliminares), dadas las características de la enfermedad, se puede establecer una relación indirecta para recomendar una dieta concreta. Una dieta antiinflamatoria rica en antioxidantes mejorará los síntomas, ya que la endometriosis es una enfermedad inflamatoria, en la que intervienen muchos procesos de oxidación, por lo que serán fundamentales los alimentos que ayuden a reducirlos. El exceso de estrés oxidativo que se produce en la endometriosis hace que se creen prostaglandinas, sustancias derivadas de los ácidos grasos, que originan una contracción en la parte muscular del útero y, en consecuencia, se incrementa el riesgo de inflamación. De hecho, las prostaglandinas son las responsables de los cólicos menstruales típicos de la endometriosis. Por ello, es necesario seguir una alimentación que favorezca la aparición de prostaglandinas «buenas», de serie 1 y 3 (presentes en alimentos ricos en omega 3 y antioxidantes, como el aguacate, el pescado azul, el aceite de oliva...), y disminuya las «malas», de serie 2 (presentes en las grasas animales y la carne roja).

Resumiendo, podemos hablar de alimentos beneficiosos por sus propiedades antiinflamatorias y antioxidantes, y de alimentos perjudiciales que estimulan la inflamación y la oxidación.

Los alimentos beneficiosos

Entre estos alimentos se encuentran los ricos en omega 3, como el pescado azul (salmón, anchoas, sardinas, atún...), aunque hay que tener en cuenta que muchas veces los peces de piscifactoría alimentados con pienso son pobres en omega 3. También es importante consumir aceite de oliva y frutos secos: nueces, linaza, semillas de girasol... Otros alimentos beneficiosos son la fruta y la verdura frescas, los cereales sin gluten, las legumbres y los condimentos que tienen una función antioxidante, como el limón, la canela, el ajo, la cúrcuma, el curry y el clavo, entre otros.

Además, se recomiendan ciertos suplementos (complementos comercializados por diferentes marcas), como el magnesio, el zinc, el selenio o algunas plantas como el dong quai o el diente de león; el extracto de semilla de uva, que contiene resveratrol, que reduce el dolor; el llamado «agnus cactus», que contribuye a disminuir la inflamación; la vitamina E, que puede actuar como inmunomodulador e incluso puede ayudar con la fertilidad; el ácido alfa lipoico, el ascórbico ácido, el fólico ácido, la niacina, la vitamina B —que, al parecer, aumenta el metabolismo de los estrógenos, lo cual puede ser muy beneficioso para las mujeres con endometriosis—; el aceite de onagra, que facilita que la mujer metabolice las hormonas; el aceite de lino, el calcio o la vitamina D para proteger los huesos en el caso de que la mujer esté tomando algún medicamento que pudiera contribuir a que su masa ósea se perdiera. También es importante saber que algunas hierbas, como el ginseng, pueden interferir con la medicación porque contienen estrógeno de base vegetal (por eso, antes de hacer cambios en la dieta, consulta siempre con un especialista).

Los alimentos perjudiciales

Dentro de estos alimentos (no prohibidos, pero tampoco recomendados) encontramos la comida precocinada y la bollería industrial, los rebozados, el aceite de girasol, los productos porcinos, el cordero, los embutidos, algunas vísceras como el hígado, la yema de huevo, los lácteos (leche entera y condensada, queso, nata y mantequilla) y el gluten, ya que son alimentos que contribuyen a aumentar la inflamación. La carne y los lácteos contienen estrógenos del animal del que provienen, y como esos estrógenos son similares a los humanos, conviene evitarlos en la medida de lo posible. Otro alimento perjudicial es el azúcar (no solo el azúcar común, también la sacarosa, la dextrosa, la fructosa y la maltosa), ya que promueve las reacciones inflamatorias al generar secreción de insulina, que produce prostaglandinas «malas». También hay que moderar el consumo de los alimentos que contienen histamina, porque pueden aumentar la inflamación (berenjenas, marisco, mostaza, pepinillos, pescado ahumado, quesos muy curados o tipo roquefort, tomate, té, vinagre...), y algunas bebidas (café, bebidas alcohólicas —especialmente poco recomendables—, cola y bebidas energéticas), que pueden aumentar la creación de estrógenos en el cuerpo. Consumir estos alimentos no está prohibido, pero hay que intentar no abusar de ellos.

En resumen, se recomienda una dieta rica en aceite de oliva, frutas y verduras frescas, cereales sin gluten, legumbres, frutos secos y condimentos como el limón, el ajo, la canela y las hierbas aromáticas. Consumir solo ocasionalmente carne roja, leche, derivados lácteos como el queso curado, e hidratos de carbono refinados. Es preferible eliminar el consumo de alcohol o limitarlo de forma muy estricta, y no tomar demasiado café, té ni bebidas energéticas.

RECOMENDACIONES EN ALIMENTACIÓN Y ENDOMETRIOSIS

ALIMENTOS RECOMENDABLES[1]	ALIMENTOS MENOS RECOMENDABLES[2]
Suplementos: vitamina E, zinc, selenio, magnesio, vitamina B...	Carnes rojas
Frutos secos: nueces, semillas de girasol, lino...	Grasas de origen animal: cerdo, cordero, hígado y otras vísceras
Verduras frescas: brócoli, coliflor, coles de Bruselas...	Grasas trans: alimentos precocinados y bollería industrial
Frutas frescas: aguacate y limón	Lácteos: leche, quesos no frescos, mantequilla...
Condimentos antioxidantes y antiinflamatorios: cúrcuma, curry, canela, clavo...	Azúcares, sobre todo los refinados
Pescado azul: salmón, sardina, caballa, atún...	Gluten
Cereales sin gluten	Alimentos que aumentan la histamina: mostaza, pepinillos, tomate, vinagre...
Legumbres	Bebidas alcohólicas
	Cafeína y teína
	Aceites vegetales como el aceite de girasol

[1] Alimentos con capacidad antiinflamatoria y antioxidante, que pueden influir de manera adecuada en el metabolismo de los estrógenos.

[2] Alimentos con capacidad proinflamatoria y oxidante, que pueden influir de manera inadecuada en el metabolismo de los estrógenos.

7.2 ¿PUEDO HACER EJERCICIO?

El ejercicio físico moderado (aquel que es capaz de acelerar el ritmo cardíaco de forma perceptible —como caminar «a paso rápido» o bailar— y que se practica, en general, durante unos 20 minutos 2-3 veces por semana) puede mejorar los síntomas de la endometriosis, y hacer ejercicio durante la pubertad (aunque no de alto rendimiento) incluso puede ayudar a prevenirla. Por el contrario, una vida sedentaria se asocia a un riesgo mayor de padecer la enfermedad.

El ejercicio físico contribuye a liberar endorfinas, unas sustancias similares a los derivados del opio, que el cuerpo segrega de manera natural y que contribuyen a producir una analgesia espontánea (es decir, una disminución del dolor). Cuando hacemos ejercicio, el cuerpo produce sus propios calmantes y, en consecuencia, induce un bienestar y una relajación que pueden mejorar el estado anímico y la depresión asociados a la enfermedad. Asimismo, hay muchos estudios que demuestran que el ejercicio físico contribuye a regular el nivel de estrógenos, por lo que también ayudará a mantener la enfermedad controlada.

El ejercicio regular estimula el flujo sanguíneo, envía sangre más rica en nutrientes a las zonas dolorosas y hace que las pacientes mejoren de manera notable. Además, puede protegerte de las contracturas musculares de la pelvis, del dolor de los músculos de la espalda y de las articulaciones, y, en general, del síndrome miofascial. Esto contribuye a tu bienestar y a mejorar la calidad del sueño, y, aunque no esté relacionado con la endometriosis, puede prevenir otros problemas graves de salud, como las enfermedades cardiovasculares o el ictus.

Está claro que el ejercicio puede ser un gran aliado y un tratamiento complementario al médico. Aunque cualquier actividad va a hacer que te encuentres mejor, es importante contar con la ayuda de un profesional que diseñe un plan de ejercicios individualizado teniendo en cuenta el estado físico particular, ya que, en algunos casos, ciertos ejercicios pueden estar contraindicados y aumentar el dolor. En general, deben evitarse los ejercicios de contracción pélvica, como los ejercicios de Kegel, y los de contracción abdominal, como los hipopresivos. Están más indicados los ejercicios que trabajen la musculatura abdominal y la relajación del suelo pélvico de forma prolongada.

Desde que nació mi primera hija, tuve muy claro que haría todo lo posible por no volver a sufrir esos dolores. Siempre me ha gustado mucho el deporte y moverme, pero desde aquel momento se convirtió en una obligación y prácticamente cuatro días por semana realizo algún tipo de deporte, y he notado mejorías sobre todo en la inflamación por la endometriosis. **AIDA**

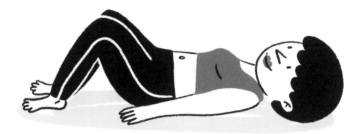

1. Respiración diafragmática

Hacer respiraciones profundas con el diafragma puede reportarte beneficios muy importantes, como que las costillas se expandan y se reduzca la tensión en los músculos de la espalda, desde la nuca hasta el coxis. Cuando tenemos dolor abdominal, es un error común hacer solo respiraciones torácicas superficiales, ya que no consiguen el mismo efecto relajante que las respiraciones diafragmáticas. Este tipo de ejercicio se puede hacer en cualquier momento y en cualquier sitio, y se recomiendan entre cinco y diez respiraciones cada hora.

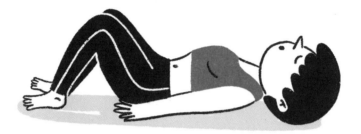

2. Visualizaciones para favorecer la relajación del suelo pélvico

Este tipo de ejercicio te ayudará a relajar las contracturas de los músculos del suelo de la pelvis. Está especialmente indicado para aquellas mujeres que sienten dolor durante la penetración, ya sea profunda o no. Para conseguir la relajación del suelo pélvico, puedes ayudarte de dos imágenes. La primera imagen es la de una piedra que cae en un estanque y genera ondas expansivas: poco a poco irás sintiendo que tus músculos se relajan. También puede ayudarte visualizar el suelo de la pelvis como si fuera un ascensor en un edificio de tres plantas: imagina que el ascensor desciende hasta la planta baja y las puertas se abren. Puedes combinar este ejercicio con la respiración diafragmática: mientras respiras, siente que el ascensor desciende a la planta baja. Intenta hacer entre cinco y diez respiraciones combinadas con ejercicios de relajación del suelo pélvico.

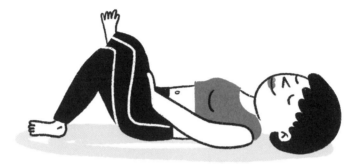

3. Estiramiento de cadera y glúteos

Este es un ejercicio de apertura de cadera realmente útil, que también te permitirá estirar los glúteos y los rotadores de la cadera. Recuéstate sobre una colchoneta o en la cama con las rodillas dobladas, coloca un tobillo sobre la rodilla contraria y usa la mano para presionar suavemente la rodilla hacia abajo. Debes intentar mantener este estiramiento durante al menos un minuto, siempre que te sientas cómoda. Repítelo a diario.

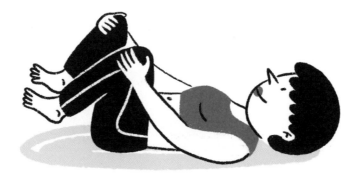

4. Estiramiento de las ingles

Esta es otra manera efectiva de lograr la apertura de la cadera, que además también estirará los músculos del suelo de la pelvis y permitirá
que el coxis se separe de las caderas. Se puede hacer recostada sobre
una colchoneta o en la cama. Levanta despacio ambas rodillas hacia
el pecho y, cuando estés cómoda, ve separando las rodillas lentamente hacia los hombros. En este momento puedes descansar durante
60 segundos y combinar el estiramiento con la respiración diafragmática y las visualizaciones para la relajación de la pelvis.

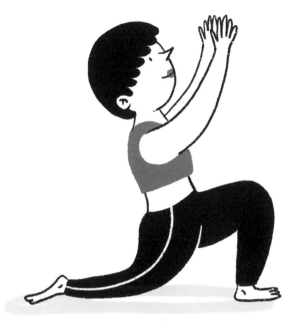

5. Estiramientos de los músculos flexores de la cadera

Con este ejercicio conseguirás estirar en profundidad la parte frontal de las caderas, la pelvis, el vientre y el pecho. Comienza arrodillándote sobre una colchoneta (puedes utilizar una toalla o una manta colocada debajo de la rodilla si no tienes colchoneta); luego, da un paso adelante con un pie. Descansa un momento. Lleva los brazos hacia el techo. Descansa de nuevo. Inclina el cuerpo hacia delante y curva la espalda de manera que la barriga mire hacia el techo. Respira profunda y lentamente, y mantén este estiramiento durante un minuto. Vuelve a la postura inicial y repite todo el estiramiento con la otra pierna.

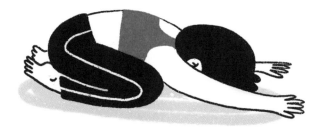

6. Estiramiento global

Este es un estiramiento completo. Siéntate sobre los talones y acurrú-cate hacia delante hasta que consigas reposar la frente en la colchoneta. Estira los brazos sobre la colchoneta. Esta es una postura excelente que permite expandir el diafragma cada vez más a medida que respiras y es-tiras el suelo pélvico. Aguanta un poco en esta postura mientras respi-ras e intenta visualizar cómo se relajan los músculos del suelo pélvico.

7.3 CUIDA TU MENTE Y TUS EMOCIONES

La endometriosis es una enfermedad biopsicosocial. Esto quiere decir que tiene tres facetas: biológica, social y psicológica, por lo que debe tratarse de manera holística, desde todos los ángulos y todos los puntos de vista en que afecta a la mujer.

A lo largo del libro he insistido en la incomprensión que sufren las mujeres con endometriosis, la falta de atención y los errores de diagnóstico que arrastran durante años, por lo que su sufrimiento físico se ve agravado por un sufrimiento psicológico muy importante. La falta de empatía por parte de los médicos, unida a la falta de comprensión de familiares, amigos y pareja, propician la aparición de alteraciones psicológicas.

> Siempre he hecho ejercicio físico cuando mi cuerpo me lo permitía, aunque desde hace un par de años me resulta muy duro. Por otro lado, hace dos años empecé a ir a terapia psicológica. **PILAR**

Todas las enfermedades tienen un componente emocional causado por el hecho de sufrir la enfermedad, pero en las enfermedades crónicas como la endometriosis la carga emocional es mucho mayor: el periplo vivido durante años sin un diagnóstico certero, la incomprensión, la impotencia por no quedarse embarazada y el dolor... Vivir con dolor diario es terrible. Mi consejo es que no descuides el aspecto emocional y que no reduzcas la enfermedad al dolor físico. Hay que superar el miedo y el estigma de buscar ayuda psicológica cuando la necesitamos. Un terapeuta puede ayudarte a sobrellevar tu día a día de la mejor manera posible. En ocasiones es imprescindible para que aprendas a poner en marcha tus recursos y tus capacidades de gestión de las dificultades y los retos que irás encontrando. La endometriosis no se cura de la noche a la mañana y tendrás que vivir con ella durante mucho tiempo. Será preciso que te enfrentes a etapas de más dolor; al hecho, quizá, de no poder quedarte embarazada; te sentirás débil, dependiente, abatida. No has escogido estar enferma. Es necesario que aceptes que tienes esta enfermedad.

7.4 NO TE OLVIDES DE LA FISIOTERAPIA

La fisioterapia puede ayudar a disminuir los síntomas de la endometriosis y a mejorar la calidad de vida de las mujeres. El dolor se localiza básicamente en la pelvis, pero los síntomas pueden variar según la persona e incluso pueden cronificarse y provocar contracturas de los músculos de la pelvis, que producen espasmos, que pueden agudizarse cuando estés de pie o durante las relaciones sexuales.

A menudo es recomendable hacer fisioterapia tras la cirugía (antes también, pero es menos efectiva) para evitar que se generen nuevas adherencias, movilizar los órganos y disminuir el dolor, las tensiones internas, la inflamación de la pelvis, la defecación o la micción dolorosa. La fisioterapia, además, es fundamental cuando hay que rehabilitar el suelo pélvico. Pero hay que tener en cuenta que no es un tratamiento de un día: para empezar a notar los beneficios tendrás que hacer varias sesiones y después añadir más sesiones de mantenimiento.

Técnicas de relajación muscular

Las más utilizadas son:

- El **masaje manual**, tanto intravaginal como externo, para rebajar las tensiones musculares.

- El **masaje perineal**, para relajar la musculatura del suelo pélvico.

- Los **estiramientos de los músculos de la pelvis y del abdomen**, que pueden estar contraídos.

- La **diatermia**, una técnica que consiste en aplicar corriente de alta frecuencia dentro del cuerpo.

- El **drenaje linfático**, que favorece la circulación de la linfa y mejora cuadros inflamatorios y casos de retención de líquidos.

- El **trabajo postural**.

- La **relajación general y pélvica**.

- La **punción seca**, técnica en la que se emplea una aguja para tratar el dolor miofascial.

- Las **infiltraciones** con analgésicos y bótox.

- También se pueden utilizar técnicas instrumentales, como la **radio-frecuencia** o la **electroestimulación percutánea** (o transcutánea), que permiten reducir el dolor de diferentes formas y reactivar la generación del tejido y su nutrición o calidad.

Insisto en la importancia de ponerse en manos de un profesional con experiencia y con conocimientos sobre la endometriosis, que sea capaz de elegir el mejor tratamiento en cada uno de los casos y que inspire confianza.

7.5 TERAPIAS COMPLEMENTARIAS

El dolor crónico es uno de los problemas principales de las pacientes con endometriosis. En ocasiones, los fármacos no son suficientes y por ello han surgido terapias complementarias que las pacientes aseguran que les son de utilidad, circunstancia que se ha demostrado científicamente en algunos casos.

7.5.1 ACUPUNTURA

La acupuntura es la más conocida de las terapias de la medicina tradicional china. Según las técnicas que utilizamos los médicos de Occidente para comprobar la efectividad de los tratamientos, ha demostrado su eficacia en la disminución de la cantidad de regla y del dolor asociado a la endometriosis, gracias al efecto que produce en el sistema nervioso central.

La acupuntura consiste en la inserción de finas agujas estériles en unos puntos concretos del cuerpo que actúan sobre los meridianos por los que fluye la energía. En general, en la endometriosis los puntos de acupuntura que se utilizan son las orejas, el abdomen, las piernas y la espalda, aunque varían para cada persona según los diagnósticos propios de la medicina china, que se basan en distintos parámetros.

Las sesiones pueden durar entre 20 y 40 minutos, dependiendo de cada caso, y la inserción de las agujas no es dolorosa en absoluto, aunque se puede percibir, eso sí, una sensación de hormigueo y de calor cuando se colocan. Hay que resaltar que para que la terapia sea efectiva a largo plazo se requieren varias sesiones. Y, como en todo, es recomendable acudir a centros especializados y acreditados.

El *mindfulness* tiene su origen en la meditación budista; los monjes bien entrenados son capaces de reducir su presión arterial o de modificar su frecuencia cardíaca simplemente concentrándose. Se puede traducir como, conciencia plena, y, aunque el término abarca más acepciones, se refiere a la idea de concentrarse en el momento presente con la finalidad de desarrollar la capacidad de ser conscientes del mundo que nos rodea, así como de nuestras pautas y de nuestros hábitos de comportamiento. Esta no es una tarea fácil de conseguir y requiere mucha dedicación y concentración, aunque merece la pena, porque puede reducir el estrés, aumentar la capacidad de relajación, reducir la ansiedad, mejorar la salud mental y ayudar en muchos problemas relacionados con el funcionamiento de las células cerebrales.

Los tipos de respiración principales que se dan a lo largo de la meditación y que también son aplicables cuando aparece dolor menstrual o entre periodos son:

- Respiración baja o de diafragma
- Respiración alta o clavicular
- Respiración media o torácica
- Respiración profunda o completa

Es una terapia complementaria útil y muy prometedora, que puede prevenir los problemas de dolor crónico y psicológicos derivados de la endometriosis. Seguramente no será suficiente con descargarse una aplicación del móvil y dedicarle cinco minutos al día, sino que requerirá constancia y dar con los especialistas adecuados.

> Intento combatir momentos de nervios, que sé que no ayudan en esta enfermedad, utilizando técnicas como el *mindfulness*; me ayudan a relajarme y a liberar el estrés diario. **AIDA**

7.5.3 OSTEOPATÍA

La osteopatía es una terapia que ha demostrado cierta efectividad en el tratamiento de la endometriosis. Esta técnica, desarrollada por el médico estadounidense Andrew Still a finales del siglo XIX, consiste en una serie de manipulaciones corporales suaves que no son dolorosas: articulaciones, músculos, presión en diferentes puntos, etc. Todo ello con la intención y el objetivo de liberar tensiones, tratar la inmunidad de los tejidos y mejorar la circulación sanguínea.

Según la osteopatía, los bloqueos del músculo esquelético repercuten en los órganos internos, con lo que, al desbloquearlos, pueden tratarse también enfermedades. Sea cierto o no, muchas pacientes me han asegurado que mejoran los síntomas de endometriosis. Desde luego, daño no hace y, por supuesto, si se aplica como técnica complementaria, puede ser útil para combatir el dolor menstrual o el dolor en las relaciones sexuales.

La terapia herbal relacionada con la endometriosis se ha desarrollado sobre todo en la medicina tradicional china. Se trata de preparados, compuestos por entre diez y veinte tipos de plantas, que se disuelven en agua y se toman como infusión o en forma de pastillas. De la eficacia de este tipo de terapia existe también evidencia científica.

Esta mezcla de hierbas, que puede incluir algunos productos de origen mineral o animal, se adapta a cada paciente y puede variar a lo largo del tratamiento según la respuesta. La misma combinación de hierbas le puede ir bien a una mujer y mal a otra y, aunque existen tiendas *online* que venden mezclas de hierbas, es más recomendable acudir a un buen profesional con experiencia que te recomiende y aconseje la mejor combinación para ti.

También puedes tomar otras hierbas, como cúrcuma, frutas que contengan resveratrol o té verde (no en exceso, porque el té puede ser perjudicial, pero es rico en sustancias antioxidantes). Estas plantas activan la microcirculación y tienen propiedades antiinflamatorias, antioxidantes y antiproliferativas, por lo que son capaces de mejorar los síntomas de la endometriosis.

7.5.5 YOGA

El yoga es, probablemente, la actividad física que combina mejor el ejercicio físico y las técnicas de relajación y meditación. Son muchos los estudios que demuestran que puede favorecer el dolor pélvico crónico y mejorar los síntomas en pacientes con endometriosis y, por consiguiente, su calidad de vida.

Dentro de los diferentes tipos de yoga, el restaurativo es muy recomendable, en especial cuando aparecen episodios de mucho dolor por menstruación y endometriosis. En este tipo de yoga se practican las posturas con ayuda de accesorios (cojines, bloques o correas) de manera pasiva, sin aplicar tensión ni dolor.

De nuevo, el yoga no puede ser la única terapia, sino que debe considerarse complementaria al tratamiento indicado por el doctor. Además, recomiendo que las clases estén dirigidas por un profesional que conozca y enseñe adecuadamente sus beneficios.

A continuación, algunos ejercicios de yoga que pueden ayudarte a sobrellevar el dolor. Puedes intentar hacerlos todos o empezar con uno y seguir con el resto más adelante, según tus necesidades y tus limitaciones. Eso sí, es importante remarcar que el yoga no debe ser doloroso, así que si sientes dolor mientras practicas algunos de los siguientes ejercicios, para.

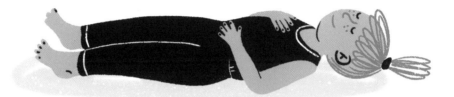

1. Respiraciones profundas y largas

Ya se ha explicado una técnica muy parecida en el apartado de ejercicio físico. Este tipo de respiración diafragmática activa el sistema nervioso parasimpático, que nos lleva a la relajación y al reposo. Túmbate sobre la espalda, con la columna recta. Inhala profundamente llevando el aire hasta la parte baja de los pulmones y expandiendo el abdomen. A continuación, intenta llenar la parte media de los pulmones y nota cómo se expande el tórax y el abdomen se hunde ligeramente. Por último, intenta llenar la parte más alta de los pulmones y exhala en sentido inverso: empieza vaciando el tórax y después los pulmones.

Espera unos segundos para volver a inhalar. Deja que tu cuerpo te diga cuánto esperar. Puedes continuar con el ejercicio tanto tiempo como quieras, pero cinco o diez minutos son suficientes.

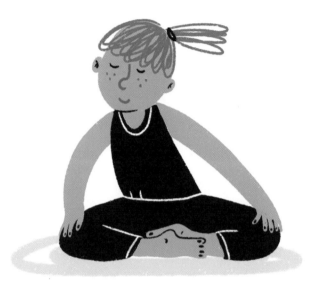

2. Postura de detención sufí

Esta es una postura muy adecuada para la cadera y la parte baja de la espalda. Siéntate en una posición cómoda en el suelo o en una silla, pon las manos sobre las rodillas y rota el tórax moviéndote desde la cadera. Primero, mueve el cuerpo en el sentido de las agujas del reloj en círculos amplios. Deja que el abdomen se relaje y se libere. Toma aire cuando te dirijas hacia delante y suéltalo cuando vayas hacia atrás. Es importante que seas consciente de tu respiración mientras te mueves. Después de unos tres o cinco minutos, cambia de dirección y muévete en sentido contrario. El ejercicio debe durar entre seis y diez minutos.

Endometriosis

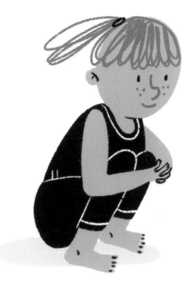

3. Postura en cuclillas

Esta es una de las mejores posiciones para las mujeres que sienten dolor. Ponte de pie con las piernas abiertas y luego agáchate y mantén la posición. Los dedos de los pies deben estar mirando hacia delante, y la espalda, lo más recta posible. Intenta colocarte de la manera más confortable que puedas sin perder la postura ni el equilibrio. Abraza las rodillas con los brazos y haz respiraciones largas y profundas. Siente cómo el aire llega hasta lo más profundo del abdomen. Intenta mantener la posición entre uno y tres minutos.

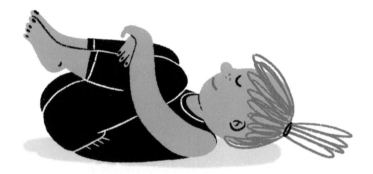

4. Postura de liberar aire

Esta posición, que también consigue aliviar el dolor pélvico, se recomienda si no puedes alcanzar la postura anterior. Esto puede ocurrir porque a veces los músculos están tan tensos que algunas mujeres no consiguen hacerla. Estírate en el suelo o en una cama, lleva las rodillas hacia el pecho, con las piernas abiertas, y abraza las rodillas. Respira largo y profundo. Mantén la postura tanto tiempo como puedas.

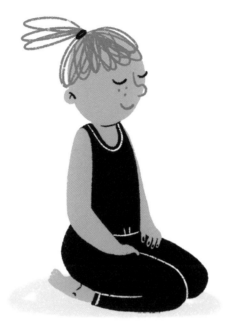

5. Postura de roca o de oración

Esta es una postura muy útil para el dolor, puedes probarla cuando
tengas dolor menstrual. Ponte de rodillas con la parte superior de los
pies tocando el suelo y siéntate sobre los talones. Mantén la espalda
recta. Respira largo y profundo todo el tiempo que puedas. Si no estás
cómoda, puedes colocarte una almohada entre las piernas, cerca de
las rodillas o debajo de los pies o de las rodillas.

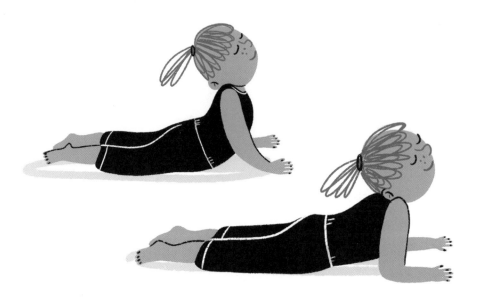

6. Postura de la cobra

Es especialmente útil si tienes dolor en la parte baja de la espalda y también para hacer estiramientos de la pelvis. Túmbate sobre el abdomen y coloca las manos debajo de los hombros con los codos a lado y lado del cuerpo. Respira profundamente y eleva la cabeza y los hombros mientras presionas la cadera contra el suelo y tensas los glúteos. Apóyate en las manos y arquea la espalda manteniendo los pies lo más juntos posible. Respira largo y profundo y mantén la postura durante dos o tres minutos.

Si esta postura te cuesta, puedes probar una versión modificada. Coloca los codos bajo los hombros y pon los antebrazos en el suelo, paralelos. Respira, levanta el tórax y la cabeza lo más lejos posible del suelo y mantén la postura durante dos o tres minutos. Para acabar, aguanta la respiración, exhala lentamente y vuelve a la posición de inicio poco a poco.

EN RESUMEN

1. Comer de manera adecuada es fundamental para mantener un buen estado de salud para cualquier persona en cualquier circunstancia, y aún más para afrontar enfermedades crónicas como la endometriosis, ya que una alimentación adecuada puede ayudar a disminuir e incluso mejorar los síntomas.

2. Entre los alimentos beneficiosos se encuentran el aceite de oliva y los frutos secos, la fruta y la verdura frescas, los cereales sin gluten, las legumbres y los condimentos que tienen una función antioxidante, como el limón, la canela, el ajo, la cúrcuma, el curry y el clavo.

3. Entre los alimentos perjudiciales se encuentran la comida precocinada y la bollería industrial, los rebozados, el aceite de girasol, los productos porcinos, el cordero, los embutidos, algunas vísceras como el hígado, la yema de huevo, los lácteos y el gluten, ya que son alimentos que contribuyen a aumentar la inflamación.

4. El ejercicio físico moderado, como caminar a «a paso rápido», y que se practica, en general, unos 20 minutos 2-3 veces por semana puede mejorar los síntomas de endometriosis, y hacer ejercicio durante la pubertad (aunque no de alto rendimiento) incluso puede ayudar a prevenirla.

5. El ejercicio regular estimula el flujo sanguíneo, envía sangre más rica en nutrientes a las zonas dolorosas y hace que las pacientes mejoren de manera notable. Además, puede protegerte de las contracturas musculares de la pelvis, del dolor de los músculos de la espalda y de las articulaciones y, en general, del síndrome miofascial.

6. La fisioterapia puede ayudar a disminuir los síntomas de la endometriosis y a mejorar la calidad de vida de las mujeres. La acupuntura, el *mindfulness*, la osteopatía, la terapia herbal y el yoga son terapias complementarias que las mujeres que padecen endometriosis aseguran que les son de utilidad, circunstancia que se ha demostrado científicamente en algunos casos.

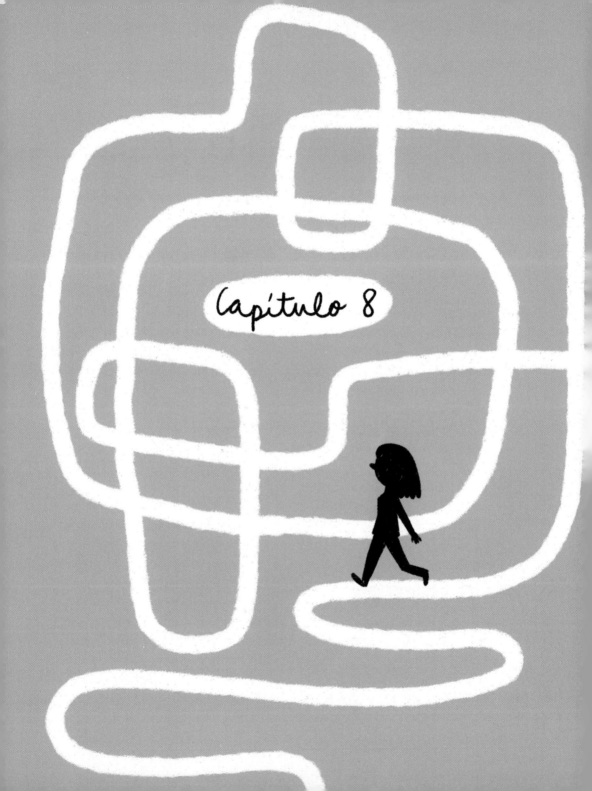

Capítulo 8

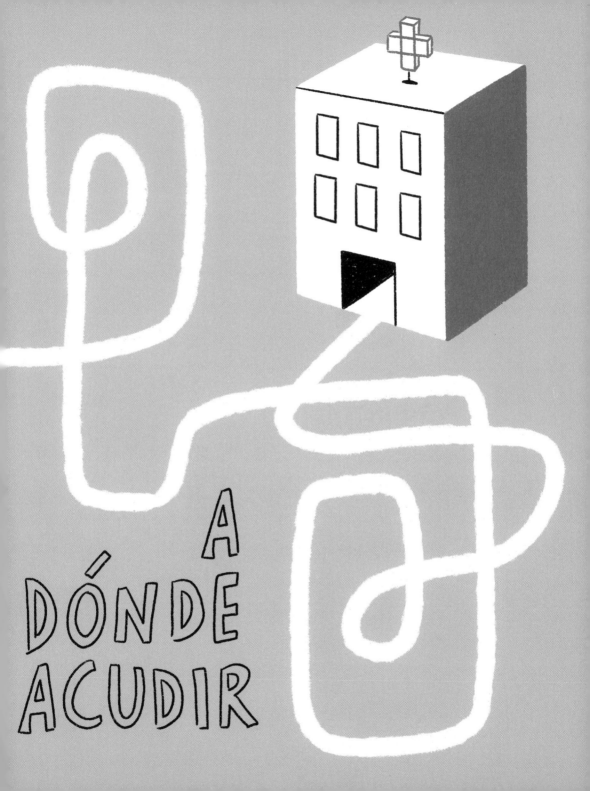

A DÓNDE ACUDIR

8.1 UNIDAD MULTIDISCIPLINAR

Como hemos visto en este libro, la endometriosis afecta a las esferas física, biológica, social y mental de la mujer. La esfera física no es exclusivamente ginecológica: el diagnóstico completo, algunas veces, es difícil y es necesaria la especialización para poder conseguir un mapa exacto de la extensión de la enfermedad (ecografías, resonancias magnéticas y exploraciones más sofisticadas). Además, el tratamiento varía a lo largo de la vida de la mujer; en ocasiones hay que recurrir a la cirugía y puede afectar a la fertilidad. Por todo ello, es imposible que un solo médico sea capaz de tratar todas las caras de la enfermedad y su complejidad.

Solo tengo palabras de agradecimiento por haber encontrado una unidad que trata la endometriosis. Ya no me siento el bicho raro ni la incomprendida por sufrir esta horrible enfermedad. El seguimiento en esta unidad es continuo y me siento muy arropada con cualquier duda o problema que pueda surgir. Me siento muy afortunada de poder contar con una unidad cerca de mi domicilio donde pueden tratarme esta enfermedad. AIDA

En los casos de endometriosis avanzada es imprescindible que el tratamiento se aborde de manera multidisciplinar para poder dar respuesta a todas las necesidades que presente la paciente. En España, la única unidad multidisciplinar oficialmente reconocida es la de Málaga, aunque existen otras con más tradición. Entre ellas, la más conocida y antigua es la del Hospital Clínic de Barcelona, y también están, en Madrid, las del Hospital Universitario La Paz y del Hospital Universitario 12 de Octubre. Se han ido creando otras en diferentes comunidades autónomas, como Valencia, País Vasco, Galicia, Asturias o Canarias.

¿Cómo debe ser esta unidad multidisciplinar?

- Es necesario que haya un **ginecólogo experto** (o más de uno) que esté lo bastante especializado en diagnóstico terapéutico, que sea capaz de hacer un mapa preciso de la enfermedad a través de ecografías especializadas, que ayude e informe sobre las opciones de tratamiento y que siga la evolución de la paciente. Este profesional debe coordinar el plan de tratamiento personalizado y tiene que dirigir el equipo multidisciplinar.

- En la unidad debe haber un grupo de **ginecólogos expertos en endometriosis grave** que sean capaces de practicar procedimientos quirúrgicos mínimamente invasivos y conservadores de la función de la fertilidad.

- Debe haber **otros médicos especialistas,** como cirujanos, urólogos o digestivos, que puedan resolver y tratar los focos de la enfermedad en otros órganos que no sean del aparato ginecológico.

- Esta unidad debe contar con **expertos en el tratamiento del dolor** y, por supuesto, **psicólogos** y **psiquiatras** que puedan dar apoyo a las pacientes.

- La **enfermería** especializada en endometriosis también desempeña un papel fundamental para dar apoyo y proporcionar información y educación sanitaria en el día a día.

Endometriosis

- Son imprescindibles los **profesionales expertos en fertilidad** que conozcan técnicas específicas de reproducción asistida y opciones de preservación de la fertilidad, como la congelación de óvulos.

- La unidad debe **realizar investigaciones clínicas y básicas** para aumentar su conocimiento de la patogénesis, el diagnóstico y el tratamiento de la enfermedad, y así prever la evolución y los riesgos. Otro objetivo de la investigación es formar a nuevos médicos con un aprendizaje con reconocimiento específico en el campo de la ginecología y regido por organismos nacionales e internacionales.

- Por último, todas las universidades deberían **publicar sus resultados de investigación** para ayudar a los profesionales a incrementar su capacidad de resolución.

UNIDAD ESPECIALIZADA

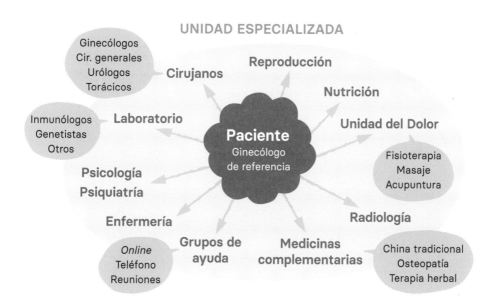

Esta tabla está ligeramente modificada de la fuente original: D'Hooge, T., Hummelshoj, L., «Multi-disciplinary centres/networks of excellence for endometriosis management and research: a proposal», *Human Reproduction* (noviembre de 2006); 21(11):2743-8. doi: 10.1093/humrep/del123. Epub del 18 de septiembre de 2006.

Agradecemos, mi pareja y yo, la atención que hemos tenido desde la unidad multidisciplinar. En todo momento hemos estado cuidados y bien informados a lo largo de estos casi tres años que hemos tenido que esperar para poder llegar a quedar embarazada. Todos han trabajado de la mano y han compartido los tempos y ritmos hasta poder hacer el proceso de fecundación *in vitro*. **SARA**

8.2 SANIDAD PÚBLICA

La Seguridad Social tiene un papel primordial en el tratamiento de la endometriosis. La sanidad pública debería garantizar el acceso de todas las pacientes a los mejores métodos de diagnóstico, a las mejores unidades especializadas y a los mejores médicos. Por desgracia, no todas las mujeres pueden acceder a un tratamiento de calidad. Todas las unidades especializadas deberían cumplir los requisitos explicados en el apartado anterior, pero en la actualidad no es así, ya que algunos médicos no se organizan, se investiga y se publica poco (o menos de lo deseable), no hay una auditoria general de los resultados y, de momento, no todo el mundo tiene acceso al mejor tratamiento a través de la Seguridad Social.

Si bien es cierto que en algunas comunidades autónomas se han producido avances, todavía queda mucho trabajo. Andalucía fue la primera en editar una guía para tratar la endometriosis.[1] Después, el Ministerio de Sanidad realizó una guía estatal[2] y, recientemente, Cataluña ha hecho un modelo de atención a la endometriosis.[3] Sin embargo, estos son los únicos avances, ya que las derivaciones son difíciles entre comunidades ni existe una estadística fiable de cuántas mujeres afectadas hay en España.

---

[1] Guía de atención a mujeres con endometriosis en el sistema sanitario público de Andalucía.
[2] Manejo de la paciente con endometriosis durante la edad fértil. Guía de práctica clínica basada en la evidencia, 2018.
[3] Model d'atenció a l'endometriosi a Catalunya.

En mi opinión, urge un plan de acción como el que sigue, que establezca la base para mejorar la atención de las mujeres con endometriosis en España.

8.2.1 PLAN NACIONAL DE ENDOMETRIOSIS

1. **Hacer un estudio** que permita recoger datos epidemiológicos para establecer la frecuencia real de la enfermedad.

2. **Facilitar la creación de una base de datos** correcta y fiable a partir de los diagnósticos emitidos, tanto en centros básicos de salud como en hospitales, con relación al número de mujeres afectadas, el grado y la afectación de la enfermedad.

3. **Potenciar la creación de unidades funcionales en los centros públicos**, con una orientación multidisciplinar en el diagnóstico y el tratamiento de la endometriosis.

4. **Garantizar el acceso a las técnicas de reproducción asistida** en condiciones de igualdad de oportunidades, de manera que los recursos se destinen a quien más los necesite. En este sentido, habría que estudiar la modificación del protocolo de tratamiento de la infertilidad para incluir tanto la posibilidad de donación como la de congelación de ovocitos en casos de afectación grave de la función ovárica.

5. Promover, en colaboración con las asociaciones de personas afectadas, **campañas de difusión** para conseguir una mayor concienciación y sensibilización de la sociedad sobre la endometriosis y la realidad que esta conlleva para las pacientes.

6. **Incrementar la formación del personal** sanitario de atención primaria con el fin de establecer el diagnóstico de endometriosis en el mínimo tiempo posible.

7. **Potenciar la formación** específica de los ginecólogos en el conocimiento de la enfermedad y en las técnicas adecuadas para su diagnóstico y tratamiento.

8. **Difundir el conocimiento** de los documentos elaborados desde el Ministerio de Sanidad de tal manera que se pueda facilitar la derivación de pacientes entre los diferentes niveles del Sistema Nacional de Salud y entre las distintas comunidades autónomas.

9. **Promover la investigación** con relación a la endometriosis, no solo para encontrar los factores que causan la enfermedad y hallar una cura, sino también con el objetivo de trabajar para conseguir métodos de diagnóstico menos invasivos, un diagnóstico precoz y una mejora del tratamiento.

8.3 ASOCIACIONES DE ENDOMETRIOSIS

En España

Asociación de Afectadas de Endometriosis Crónica (ADAEC)

www.adaec.es

Asociación de Afectadas de Endometriosis de Catalunya

www.endometriosiscatalunya.com

Asociación de Afectadas de Endometriosis de Madrid (ADAEM) en Somos Pacientes

www.somospacientes.com/asociacion-de-afectadas-de-endometriosis-de-madrid-adaem

Asociación de Afectadas de Endometriosis de Sevilla (ADAES)

www.somospacientes.com/asociacion-de-afectadas-de-endometriosis-de-sevilla

Asociación de Afectadas de Endometriosis de Zaragoza (ADAEZ)

adaez.org

https://www.facebook.com/Adaez-Endometriosis-de-Zaragoza-165804936867183/

Asociación de Endometriosis de Girona

endometriosisgirona@gmail.com

Asociación de Endometriosis de Madrid

www.endomadrid.org

Asociación de Endometriosis en Canarias

www.endoinfo.org/asociacion-de-endometriosis-en-canarias

Asociación de Mujeres Enfermas de Endometriosis de Euskadi

www.EndoEuskadi.es

Asociación Endometriosis España (AEE)

endoinfo.org

Asociación EndoReal (Ciudad Real)

endoreal.wordpress.com

Asociación Extremeña de Afectadas de Endometriosis

www.facebook.com/aexaendo

Asociación Nacional de Personas con Endometriosis

www.facebook.com/moviendospain

Endometriosis Galicia

es-la.facebook.com/endometriosisspain

Federación Española de Afectadas de Endometriosis

www.facebook.com/
EndoSpain-825792931113930

Sociedad Española para el Estudio de los Miomas y la Endometriosis (SEEME)

seeme2020toledo.com/encuentro-virtual-seeme-2020

Fuera de España

Asociación Colombiana de Endometriosis e Infertilidad

endometriosiscolombia.blogspot.com

Associazione Italiana Endometriosi

www.endoassoc.it

Association Française de lutte contre l'Endométriose

www.endofrance.org

Endometriosis de Puerto Rico y el Caribe

www.facebook.com/groups/endopuertorico

Endometriosis Foundation of America

www.endofound.org

European Endometriosis League

www.endometriosis-league.eu

European Endometriosisis Alliance

endometriosis.org

Fundación Endometriosis Paraguay

www.facebook.com/
fundacionendoparaguay

Fundación Puertorriqueña de Pacientes con Endometriosis

www.endometriosispr.net

Grupo Argentino de Endometriosis

www.facebook.com/endoargentina

International Endometriosis Association

endometriosisassn.org

Society of Endometriosis and Uterine Disorders (SEUD)

seud.org

World Endometriosis Society

endometriosis.ca

EN RESUMEN

1. El tratamiento varía a lo largo de la vida de la mujer. En los casos de endometriosis avanzada es imprescindible que el tratamiento se aborde de manera multidisciplinar para dar respuesta a todas las necesidades de la paciente. Por ello, es imposible que un solo médico sea capaz de tratar todas las caras de la enfermedad y su complejidad.

2. La Seguridad Social tiene un papel primordial en el tratamiento de la endometriosis. La sanidad pública debería garantizar el acceso de todas las pacientes a los mejores métodos de diagnóstico, a las mejores unidades especializadas y a los mejores médicos.

3. Si bien es cierto que en algunas comunidades autónomas se han producido avances, todavía queda mucho trabajo. Andalucía fue la primera en editar una guía para tratar la endometriosis. Después, el Ministerio de Sanidad elaboró una guía estatal y, recientemente, Cataluña ha hecho un modelo de atención a la endometriosis.

4. En la actualidad, son difíciles las derivaciones entre comunidades y no existe una estadística fiable de cuántas mujeres afectadas hay en España: urge un plan de acción que ponga la base para mejorar la atención de las mujeres con endometriosis en España.

CONCLUSIONES

Las mujeres que padecen o han padecido endometriosis, una enfermedad dolorosa y a menudo incapacitante, han visto silenciado su sufrimiento durante demasiado tiempo. No solo su entorno inmediato y la sociedad en general, tan cargada de prejuicios y falsas creencias sobre la menstruación, las han desoído en su día a día, sino que tampoco han recibido la atención adecuada de los profesionales médicos que debían proporcionarles una ayuda y una consideración indispensables.

Durante los últimos veinte años, sin embargo, hemos aprendido mucho sobre la endometriosis: hemos investigado, explorado y desarrollado nuevos tratamientos, y hemos hecho un gran esfuerzo de divulgación para conseguir que la población abra los ojos ante el drama personal de tantas mujeres.

La paciente de endometriosis debe saber que hoy en día sí disponemos de los medios para aliviar su situación y que tiene muchas opciones terapéuticas que pueden mejorar enormemente los síntomas de la enfermedad y permitirle disfrutar de una vida tranquila.

Todos nosotros y nosotras tenemos el deber de facilitarles que se sientan seguras para exigir que se les apliquen los avances médicos que se van produciendo y disfrutar de ellos, con tratamientos individualizados, a la medida de las circunstancias y necesidades de cada mujer y de cada etapa de su vida, con numerosas opciones terapéuticas que permiten a cada paciente manejar la enfermedad de la mejor manera posible, siempre con la ayuda y el asesoramiento médico adecuado.

Y si el acompañamiento médico no es el adecuado, si una mujer que sufre vuelve a escuchar en una consulta aquello de «el dolor de regla es normal», entonces lo que debe hacer es no perder ni un minuto, levantarse de la silla y, sabiendo que está en su derecho, elegir que la trate con un equipo especializado que sepa atenderla tan bien como se merece.

BIBLIOGRAFÍA

American Society for Reproductive Medicine, «Revised American Society for Reproductive Medicine Classification of endometriosis: 1996», *Fertility and Sterility* (mayo de 1997); 67:817-821. doi: 10.1016/s0015-0282(97)81391-x.

BALLARD, K., *et al.*, «What's the delay? A qualitative study of women's experiences of reaching a diagnosis of endometriosis», *Fertility and Sterility* (noviembre de 2006); 86(5):1296-1301. doi: 10.1016/j.fertnstert.2006.04.054.

BURKMAN, R., *et al.*, «The evolution of combined oral contraception: improving the risk-to-benefit ratio», *Contraception* (julio de 2011); 84(1):19-34. doi: 10.1016/j.contraception.2010.11.004. Epub del 24 de diciembre de 2010.

CARRERA, M., *et al.*, *Manejo de la paciente con endometriosis durante la edad fértil. Guía de práctica clínica basada en la evidencia*, Madrid, Sociedad Española de Fertilidad, 2018, <https://www.sefertilidad.net/docs/biblioteca/manejoEndometriosis.pdf>.

COLOMA, J. L., *et al.*, «Prevalence of fibromyalgia among women with deep infiltrating endometriosis», *International Journal of Gynaecology Obstetrics* (agosto de 2019); 146(2):157-163. doi: 10.1002/ijgo.12822. Epub del 3 de mayo de 2019.

D'HOOGHE, T. y L. HUMMELSHOJ, «Multi-disciplinary centres/networks of excellence for endometriosis management and research: a proposal», *Human Reproduction* (noviembre de 2006); 21(11):2743-2748. doi: 10.1093/humrep/del123. Epub del 18 de septiembre de 2006.

DE ZIEGLER, D., *et al.*, «Endometriosis and infertility: pathophysiology and management», *Lancet* (28 de agosto de 2010); 376(9742):730-738. doi: 10.1016/S0140-6736(10)60490-4.

Dirección General de Asistencia. Consejería de Salud. Junta de Andalucía, *Guía de atención a mujeres con endometriosis en el sistema sanitario público de Andalucía*, Sevilla, 2009, <https://www.sspa.juntadeandalucia.es/servicioandaluzdesalud/publicaciones/guia-de-atencion-mujeres-con-endometriosis-en-el-sistema-sanitario-publico-de-andalucia>.

GUERRIERO, S., *et al.*, «Systematic approach to sonographic evaluation of the pelvis in women with suspected endometriosis, including terms, definitions and measurements: a consensus opinion from the International Deep Endometriosis Analysis (IDEA) group», *Ultrasound in Obstetrics & Gynecology* (septiembre de 2016); 48(3):318-32. doi: 10.1002/uog.15955. Epub del 29 de junio de 2016.

GUO, S. W., «Recurrence of endometriosis and its control», *Human Reproduction Update* (julio-agosto de 2009); 15(4):441-461. doi: 10.1093/humupd/dmp007. Epub del 11 de marzo de 2009.

LAGANÀ, A. S., *et al.*, «Anxiety and depression in patients with endometriosis: impact and management challenges», *International Journal of Women's Health* (16 de mayo de 2017); 9:323-330. doi: 10.2147/IJWH.S119729.

Ministerio de Sanidad, Servicios Sociales e Igualdad, *Guía de atención a las mujeres con endometriosis en el Sistema Nacional de Salud (SNS)*, Madrid, 2013, <https://www.mscbs.gob.es/organizacion/sns/planCalidadSNS/pdf/equidad/ENDOMETRIOSIS.pdf>.

Model d'atenció a l'endometriosi a Catalunya, Barcelona, Generalitat de Catalunya. Departament de Salut, 2018, <https://canalsalut.gencat.cat/web/.content/_A-Z/E/endometriosi/Model-datencio-a-lendometriosi.pdf>.

NNOAHAM, K. E., *et al.*, «Impact of endometriosis on quality of life and work productivity: a multicentre study across ten countries», *Fertility and Sterility* (agosto de 2011); 96(2):366-373.e8. doi: 10.1016/j.fertnstert.2011.05.090. Epub del 30 de junio de 2011.

ROS, C., *et al.*, «Bowel preparation improves the accuracy of transvaginal ultrasound in the diagnosis of rectosigmoid deep infiltrating endometriosis: A prospective study», *Journal of Minimally Invasive Gynecology* (noviembre-diciembre de 2017); 24(7):1145-1151. doi: 10.1016/j.jmig.2017.06.024. Epub del 30 de junio de 2017.

SANTULLI, P., *et al.*, «Endometriosis-related infertility: assisted reproductive technology has no adverse impact on pain or quality-of-life scores», *Fertility and Sterility* (abril de 2016); 105(4):978-987.e4. doi: 10.1016/j.fertnstert.2015.12.006. Epub del 30 de diciembre de 2015.

SHAFRIR, A. L., *et al.*, «Risk for and consequences of endometriosis: A critical epidemiologic review», *Best Practice & Research: Clinical Obstetrics & Gynaecology* (15 de agosto de 2018); 51:1-15. doi: 10.1016/j.bpobgyn.2018.06.001. Epub del 3 de julio de 2018.

VERCELLINI, P., *et al.*, «Endometriosis: pathogenesis and treatment», *Nature Reviews Endocrinology* (mayo de 2014); 10(5):261-275. doi: 10.1038/nrendo.2013.255. Epub del 25 de diciembre de 2013.

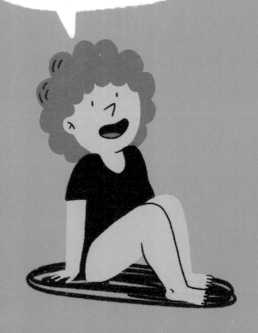